PUBLICATIONS DU *PROGRÈS MÉDICAL*

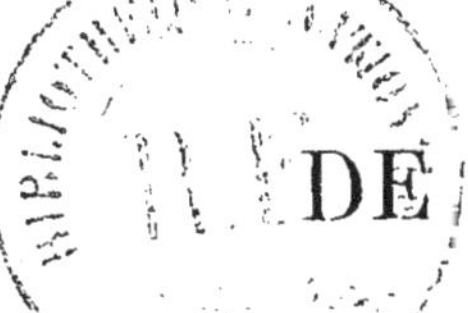

DE L'INFLUENCE

DES

MALADIES DU FOIE

SUR LA

MARCHE DES TRAUMATISMES

PAR

F.-E.-Maurice LONGUET

Ancien interne des hôpitaux de Paris
Lauréat de l'Assistance publique (1er interne, prix de l'externat 1871)
Chef du Laboratoire des Cliniques de la Faculté à l'Hôtel-Dieu
Lauréat de la Faculté de Médecine (Prix Barbier, 1868)
Membre titulaire de la Société anatomique (Trésorier, 1875-1876) et de la Société de médecine légale
Médaille de bronze de l'Assistance publique

PARIS

Aux bureaux du PROGRÈS MÉDICAL | Vᵉ A. DELAHAYE et Cⁱᵉ, Libraires-Editeurs
rue des Écoles, 6. | Place de l'Ecole-de-Médecine.

1877

DE L'INFLUENCE

DES

MALADIES DU FOIE

SUR LA

MARCHE DES TRAUMATISMES

PUBLICATIONS DU *PROGRÈS MÉDICAL*

DE L'INFLUENCE

DES

MALADIES DU FOIE

SUR LA

MARCHE DES TRAUMATISMES

PAR

F.-E.-Maurice LONGUET

Ancien interne des hôpitaux de Paris
Lauréat de l'Assistance publique (1er interne, prix de l'externat 1871)
Chef du Laboratoire des Cliniques de la Faculté à l'Hôtel-Dieu
Lauréat de la Faculté de Médecine (Prix Barbier, 1868)
Membre titulaire de la Société anatomique (Trésorier, 1875-1876) et de la Société de médecine légale
Médaille de bronze de l'Assistance publique

PARIS

Aux bureaux du PROGRÈS MÉDICAL | Vᵉ A. DELAHAYE et Cⁱᵉ, Libraires-Editeurs
rue des Écoles, 6. | Place de l'Ecole-de-Médecine.

1877

INTRODUCTION

Je désire faire pour le foie ce qui est accepté généralement pour les reins.

Le foie joue un rôle si considérable dans le fonctionnement normal et régulier des principaux appareils de l'économie, les modifications imprimées à la santé générale par les altérations de ses éléments anatomiques sont telles, que l'on doit sans hésiter classer ses maladies parmi les états constitutionnels.

L'action immense du foie sur la composition chimique du sang autorise cette manière de voir.

Les chirurgiens admettent aujourd'hui qu'il existe certainement des rapports entre le traumatisme et les états constitutionnels, rapports qui se traduisent surtout par l'influence qu'exercent ces états sur la marche des traumatismes.

Chercher s'il existe des rapports semblables entre le traumatisme et les maladies du foie, tel est le but que je me propose.

Pour traiter complétement la question des relations du traumatisme avec les maladies du foie, il serait indispensable de résoudre un certain nombre de problèmes importants que l'on peut résumer dans les propositions suivantes.

Il faudrait :

1° Prouver tout d'abord que ces relations existent, et pour cela, s'appuyer sur des observations nombreuses, précises, complètes, et sur des considérations physiologiques et pathologiques déjà solidement établies ;

2° L'influence des maladies du foie sur la marche du traumatisme étant admise, indiquer quels rapports existent entre la nature du traumatisme et le genre de complications qu'on observe chez les hépatiques blessés ;

3° Montrer quels rapports existent entre la nature de la maladie du foie et le genre des complications qui troublent la marche des traumatismes.

De ces connaissances nouvelles on pourrait alors tirer des considérations cliniques et thérapeutiques du plus haut intérêt, entr'autres ;

4° Chercher si la nature des complications graves qui surviennent dans la marche d'un traumatisme, peut conduire à faire le diagnostic d'une altération hépatique jusque là méconnue ou latente ;

5° Chercher si l'on peut établir le pronostic des traumatismes, quand ils surviennent chez des hépatiques (1) ;

6° Chercher dans le cas où le traumatisme *accidentel* atteint un hépatique, quel traitement doit être dirigé :

Contre la blessure,

---

(1) Galien appelle hepatici (hépatiques) les sujets atteints d'une maladie du foie.

Contre la complication,

Contre la maladie du foie ;

7° Indiquer les circonstances dans lesquelles le chirurgien pourra opérer un hépatique,

Les circonstances dans lesquelles il devra retarder une opération ou la refuser ;

8° Si une opération d'*urgence* est pratiquée malgré l'hépatisme, — quel mode opératoire doit être préférablement employé, — quelles précautions doivent être prises après l'opération pour éviter les complications prévues ;

9° Si l'opération est simplement retardée, comment modifier la maladie du foie de façon à diminuer pour l'avenir son influence mauvaise.

Un programme aussi vaste réclame évidemment pour être rempli complétement, du temps, de l'expérience, de l'autorité scientifique ; toutes ces choses me manquent.

Je me contenterai de prendre et de traiter une seule des données du problème. J'ai choisi la première qui est en réalité la plus importante.

Pour prouver qu'il existe réellement des relations entre les maladies du foie et le traumatisme, je réunirai un certain nombre d'observations dans lesquelles ces relations sont évidentes ;

Je démontrerai que les maladies chroniques du foie exercent certainement une influence spéciale sur la marche des traumatismes ;

Je chercherai si les maladies aiguës exercent une influence analogue ;

J'indiquerai qu'il existe des influences réciproques du traumatisme sur la marche des maladies du foie.

Ces quatre points constituent autant de chapitres distincts les uns des autres.

Dans une seconde partie, j'ai l'intention de consacrer quelques pages au diagnostic des maladies latentes du foie. Ces maladies s'observent très-fréquemment, et, comme le prouve la lecture de mes observations, elles sont méconnues dans la grande majorité des cas. J'ai pensé qu'il serait bon d'indiquer par quels moyens on peut arriver à les reconnaître.

Mon travail ne formera donc pas un tout compact et bien cimenté, mais une simple réunion de chapitres isolés, se rapportant cependant tous à la même idée générale : influence des maladies hépatiques sur la marche du traumatisme.

En présence d'un tel sujet, je ne pouvais adopter un autre plan.

Si je parviens à attirer l'attention des pathologistes et des praticiens sur un point, encore inexploré, de la pathologie générale,

Si je suis un des premiers à combler une lacune dans la littérature chirurgicale,

Si je puis poser solidement quelques jalons pour le tracé d'une route nouvelle, mon but sera atteint.

Mais, je dois bien vite déclarer que la majeure partie de cette thèse n'est pas mienne. Elle appartient de droit à mon excellent maître, M. le professeur Verneuil, qui m'en a fourni les premiers éléments. Qu'il me permette de lui offrir publiquement le témoignage de ma reconnaissance pour les utiles et bienveillants conseils qu'il m'a si généreusement prodigués.

Je remercie mon ami, le docteur L. H. Petit, bibliothé-
caire-adjoint de la Faculté, de l'obligeance avec laquelle il
a bien voulu me donner les renseignements bibliographi-
ques dont j'ai eu besoin, et mon ami Roux pour la note
qu'il m'a remise sur les meilleurs procédés d'analyse à
employer pour reconnaître la composition chimique des
urines.

PREMIÈRE PARTIE.

CHAPITRE PREMIER

Historique.

L'historique de la question qui fait le sujet de cette thèse ne me retiendra pas longtemps, car jusqu'ici elle n'a jamais été étudiée à fond. A peine trouve-t-on çà et là dans les livres dogmatiques quelque lambeaux de phrases, quelques aperçus qu'on puisse y rattacher.

Le premier, M. le professeur Verneuil s'est préoccupé sérieusement de l'influence qu'exercent les affections antérieures du foie sur la marche des lésions traumatiques et, pour le prouver, je ne puis mieux faire que de citer les propres paroles de mon excellent maître. Elles ont été prononcées au Congrès de Bruxelles en 1875.

« Avant de parler de moi, dit M. Verneuil, et de revendiquer
» une part dans cette petite découverte, je dois, suivant la
» coutume et conformément à la justice, interroger l'histoire
» et chercher dans mes prédécesseurs les traces de la pré-
» sente idée. Or, sans me flatter d'avoir tout lu, je crois pou-
» voir dire que la littérature médicale est fort pauvre sur la
» question.

» A la fin du siècle dernier et au commencement de celui-ci
» nos vieux maîtres ont cherché une relation étiologique entre
» les blessures, celles de la tête en particulier et la suppu-
» ration du foie, mais n'ont point soupçonné l'influence réci-
» proque des affections du foie sur les blessures.

» Nos traités classiques modernes de médecine et de chi-
» rurgie sont aussi muets ; les monographies nombreuses
» sur la pathologie hépatique ne sont pas plus explicites, et
» si en fouillant les livres on découvre çà et là des observa-
» tions où se trouve notée par hasard la coïncidence des affec-
» tions du foie et des plaies, leurs auteurs, avant ces der-
» nières années, n'ont guère cherché à en déduire un rap-
» port entre les premières et les secondes.

» Je me fais cependant un devoir de signaler quelques ex-
» ceptions.

» En 1845, un chirurgien anglais d'un grand mérite à mon
» avis, Norman Chevers insérait dans le *Guy's Hospital*
» *Reports* (1) un mémoire *sur certaines causes de mort*
» *après les lésions traumatiques et les opérations chirur-*
» *gicales dans les hôpitaux de Londres.* Notre Malgaigne
» traduisant presque littéralement cette étude dans son jour-
» nal de chirurgie (2) le déclarait *un des plus remarquables*
» *qu'ait publiés la presse anglaise dans ces derniers*
» *temps.*

» L'auteur se basant sur de nombreuses autopsies posait en
» principe que la grande majorité des sujets qui succombent
» à des blessures sérieuses ou légères, chirurgicales ou acci-
» dentelles, sont atteints d'inflammations viscérales graves.
» Sur 134 nécropsies, il trouvait 90 fois des affections évi-
» dentes des reins, du foie ou de la rate, et souvent de ces
» trois organes ensemble. Suivant lui, ces viscères étaient
» certainement malades longtemps avant la blessure ou l'opé-

(1) 2ᵉ Série, T. I ; p. 78.
(2) Tome III, 1845 ; page 225.

» ration qui en apparence avaient entraîné la mort. Et il
» ajoutait que toute plaie et toute opération, si légères qu'elles
» paraissent, risquent extrèmement de devenir fatales quand
» les organes susdits souffrent le moins du monde.

» Il était impossible de poser plus nettement la question.
» Par malheur, N. Chevers, qui, pour les affections rénales,
» prouve jusqu'à l'évidence son assertion, se contente de dire
» que pour le foie et la rate, il ne possède encore que des
» données incomplètes.

» En 1854, Monneret publiait dans les *Archives géné-*
» *rales de médecine* (1) un intéressant mémoire sur les affec-
» tions du foie et signalait explicitement la cirrhose comme
» cause d'hémorrhagies, d'érysipèle et de lésions gangré-
» neuses des membres. Médecin qu'il était, il ne faisait pas
» application de ces faits à la chirurgie.

» Mais quelques années plus tard, Follin, notre regretté
» condisciple, dans ses *Eléments de pathologie chirurgi-*
» *cale,* utilisait la donnée dans une phrase concise (2). En par-
» lant des hémorrhagies capillaires comme accident des
» plaies, il disait : « En dehors du scorbut, de la leukémie, et
» de certaines maladies du foie (Monneret), qui permettent
» de comprendre une altération du sang, on trouve chez cer-
» tains individus une prédisposition, etc. »

» En 1857, M. Alfred Fournier, notre éminent syphilographe,
» présentait à la Société anatomique une série de pièces re-
» cueillies chez des enfants scrofuleux atteints de suppura-
» tions osseuses prolongées et morts dans le marasme. Dans
» les cinq cas, le foie considérablement augmenté de volume
» était atteint de cette dégénérescence cireuse dont l'étude
» commençait alors et qu'on attribuait à tort à l'usage de
» l'huile de foie de morue.

» J'examinai ces pièces au microscope, ainsi que d'autres

---

(1) 5° Série ; tome III ; page 654.
(2) Tome 1 ; 1861 ; page 456.

» foies stéatosés dans les vaisseaux desquels je fis des injec-
» tions : à part moi je pensais déjà à la coïncidence si com-
» mune de ces altérations hépatiques avec les lésions osseuses
» si souvent de leur côté traitées chirurgicalement et je me
» demandais si les résultats opératoires ne devaient pas
» s'en ressentir.

» Lorsque j'entrai comme chirurgien d'hôpital en posses-
» sion d'un champ d'observation personnelle, je n'avais
» comme on le voit qu'un mince bagage tiré de mes lectures,
» mais j'étais bien décidé à l'accroître. Comme Malgaigne, le
» travail de N. Chevers m'avait vivement impressionné et il
» me tardait de le contrôler. J'avais eu de plus l'insigne bonne
» fortune pendant mon internat d'être sous les ordres d'un
» des plus grands médecins de notre époque, M. Bazin, qui
» m'avait inspiré le goût de la pathologie générale et dont je
» cherchais à m'assimiler les larges conceptions.

» Enfin j'avais en 1846, pendant mon internat, recueilli
» l'observation d'un cas désastreux qui s'était profondément
» gravé dans ma mémoire et qui avait trait précisément à
» une petite opération suivie de mort rapide chez un cir-
» rhotique... »

Ici, M. Verneuil rapporte l'observation que j'ai placée en
tête de la série, page 14, puis il continue :

« ....En 1865, placé à la tête d'un des importants ser-
» vices de l'hôpital Lariboisière, je pus enfin colliger des faits.
» Dès les premiers mois de mon installation, je recueillis une
» observation très-curieuse.... »

Voir page 16, l'observation mentionnée.

« .... Dans les temps qui suivirent, plus j'autopsiais de
» blessés et d'opérés, plus je voyais se confirmer les asser-
» tions de N. Chevers, et plus je me pénétrais de cette idée
» que la mort dans les affections chirurgicales est générale-
» ment causée par les lésions internes que la pathologie mé-
» dicale étudie et le plus souvent préparée par des désordres
» viscéraux persistants ou des adultérations du sang.

» Soigneusement examiné dans les cas d'hémorrhagies se-
» condaires, de pyohémie, de septicémie, de phlegmon diffus,
» d'érysipèles et de lymphangites graves, le foie presque sans
» exception était altéré de diverses manières et à différents
» degrés.

« En 1867, posant les bases d'une théorie générale sur
» l'influence des états organiques des blessés, je ne consa-
» crai aux affections hépatiques qu'un paragraphe de quel-
» ques lignes, mais je possédais déjà des faits concluants.
» Depuis cette époque j'en ai sans cesse grossi le nombre.
» Quelques-unes ont été publiées par mes élèves. D'autres
» m'ont servi à poser nettement la question théorique à la
» *Société Anatomique*, à la *Société de Chirurgie*, à notre
» *Académie de médecine*. Enfin j'ai la satisfaction de voir
» plusieurs de mes jeunes compatriotes marcher dans la même
» voie, pendant qu'à l'étranger quelques praticiens éminents
» découvrent de leur côté les relations dont je veux vous en-
» tretenir. Aussi tout porte à croire que cette question de pa-
» thologie médico-chirurgicale à peine encore posée sera pro-
» chainement élucidée. »

En note, M. Verneuil ajoute : « Voir ; Murchinson, *Clini-
» cal Lectures on diseases of the liver* 1868 ; — Mache-
» naud, Thèse inaugurale : *De la ligature de la fémorale*,
» 1868 ; — *Société de chirurgie*, 14 octobre 1868 ; — *Bul-
» letins de la Société anatomique*, 1869 et 1874 ; — Del-
» barre, *Dénudation des artères*, thèse inaugurale 1870 ; —
» Péronne, *De l'alcoolisme dans ses rapports avec le trau-
» matisme*, thèse inaugurale 1870 ; — Verneuil, *De l'ictère
» traumatique ; Bulletins de l'Académie de médecine*,
» 1872 ; — Rich. Barwell, *The Lancet*, 8 août 1874 ; —
» Dubuclet, *Epithelioma du pied*, thèse inaugurale 1874; —
» H. Cazalis, *De la dégénérescence amyloïde et de la stéa-
» tose du foie et des reins dans les longues suppurations
» et la septicémie chirurgicale*, thèse inaugurale 1875. —
» D'autres observations non moins importantes ont été per-

» dues. Je les avais confiées à l'un de mes meilleurs internes,
» M. le Dr Michaud, aujourd'huipraticien distingué à Saint-
» Etienne, pour un travail traitant des rapports entre les af-
» fections du foie et les maladies chirurgicales. Ce mémoire
» resté inédit a été détruit en 1871 dans l'incendie des bâti-
» ments de l'Assistance publique. »

Dans le champ bibliographique moissonné par M. Verneuil,
et venant après lui, il ne me restait plus qu'à glaner; aussi
n'ai-je pu récolter que quelques observations isolées dont je
ne donnerai pas la provenance en ce moment, pour ne pas
faire double emploi. A mesure que je les citerai, j'en indiquerai la source exacte.

Je veux cependant ajouter à cet historique une page très-
importante au point de vue où je me place. Je l'ai traduite
aussi textuellement que possible du livre récemment publié
par M. James Paget: *Clinical lectures and Essays*, Londres
1875 ; pages 28 et suivantes.

M. Paget, dont le nom est bien connu en France, a été frappé aussi lui des rapports qui semblent exister entre les affections du foie et les maladies chirurgicales. Je saisis avec
empressement l'occasion de montrer que les idées de M. Verneuil ont eu un écho chez nos voisins d'outre-Manche, ou
tout au moins sont appuyées par celles d'un des plus éminents chirurgiens de notre époque. Voici ce que M. Paget dit à
ses auditeurs :

« Parmi les maladies des organes digestifs qui mettent assez
» souvent en danger de mort après les opérations, je soup-
» çonne que pas une n'a de plus grande importance que celles
» du foie. Naturellement, la connaissance de ces maladies
» n'est pas suffisante pour déterminer exactement les divers
» degrés du risque en rapport avec chacune d'elles. Règle
» générale, cependant, vous devez être prudents en opérant
» ceux dont les secrétions biliaires sont habituellement ma-
» lades ; ou bien ceux qui ont eu souvent de l'ictère ; ou bien
» ceux qui, par leur face pâle, leur complexion brune, leur

» peau sèche, leurs petits vaisseaux de la face dilatés, leurs
» paupières éraillées font habituellement supposer qu'ils ont
» un foie inactif. Beaucoup de personnes de cette catégorie,
» sont intempérants; beaucoup sont indolents et sédentaires ;
» beaucoup souffrent habituellement d'hémorrhoïdes ; tous
» ont probablement une pléthore abdominale ; probablement
» aussi toutes leurs fonctions digestives s'exécutent aussi mal
» que celles de leur peau. Mais quoique vous hésitiez à affir-
» mer qu'il existe des altérations particulières de ces organes,
» soyez assurés que des opérations pratiquées sur ceux qui
» ont ces altérations sont accompagnées de plus de risques,
» et que quand vous êtes obligés d'opérer, vous devez le faire
» avec plus de soin et de précautions que d'habitude. Et il y
» a de très-graves maladies du foie sur lesquelles vous devez
» avoir l'œil ouvert; spécialement l'augmentation du foie, amy-
» loïde ou gras, qui coïncide fréquemment avec des maladies
» chroniques des os chez les enfants et les jeunes personnes.
» C'est là indubitablement une cause de mort fréquente après
» la résection et l'amputation, opérations pour lesquelles la
» mortalité chez les enfants est si faible. Dans quelques cas,
» on croit simplement à une guérison retardée, et ils meurent
» lentement épuisés ; parfois, vous trouverez dans ces faits
» la principale raison de quelques guérisons défectueuses qui
» mènent à des hémorrhagies secondaires. La crainte de telles
» conséquences vous feront une règle de ne jamais opérer·
» pour les maladies chroniques des os ou des articulations
» sans un examen particulièrement attentif du foie. Bien que
» ces maladies soient comparativement plus fréquentes chez
» les malades jeunes, elles peuvent se rencontrer à tous les
» âges. »

CHAPITRE II.

Observations.

Habituellement, lorsqu'un auteur traite un sujet déjà étudié par d'autres, il se propose ou de confirmer ou d'infirmer des propositions émises par ses devanciers. Les observations et les arguments qu'il apporte pour appuyer sa manière d'envisager les choses doivent alors être présentées sous un certain jour et dans un certain ordre, correspondant à un aspect et à un arrangement précédemment établis. Malheureusement une telle préoccupation n'a pas dû m'arrêter. Je n'ai donc pas cherché à faire un classement méthodique des observations qui suivent. Elles sont tout simplement placées dans l'ordre chronologique.

OBSERVATION I. — *Cirrhose.* — *Ascite.* — *Ponction abdominale.* — *Mort rapide.* — *Enorme infiltration sanguine sous-péritonéale* (M: VERNEUIL (1). *Congrès de Bruxelles, 1875*)

Un homme de 25 ans était atteint de cirrhose et d'ascite. La ponction étant nécessaire, j'en fus chargé et l'exécutai avec le soin qu'on met à ses premières opérations. Quelques heures après, à ma visite du soir, je trouvai mon patient dans le plus triste état : pâleur extrême du visage, pouls à peine perceptible, ventre ballonné, très-sensible au toucher, nausées, défaillances, etc. La mort survint dans la nuit, moins de 20 heures après la paracentèse.

---

(1) Observation personnelle, recueillie en 1846.

Je fis l'autopsie avec la plus grande attention. Contre mon attente, il n'y avait pas de péritonite ; à peine il restait un litre de
liquide ascitique dans la cavité séreuse. En revanche, entre le
péritoine et les muscles abdominaux du côté ponctionné, on constatait une infiltration sanguine énorme qui se prolongeait dans
la cavité du grand et du petit bassin, ayant partout décollé la
face profonde de la séreuse et formant en plusieurs points une
couche de 4 à 5 centimètres d'épaisseur. Le sang était coagulé et
n'avait nulle part pénétré dans la cavité abdominale. Aucun
viscère n'avait été blessé par le trocart. Le foie cirrhosé au plus
haut degré avait à peine le volume de deux poings d'adulte. La
mort était due sans aucun doute à une hémorrhagie interne car
la quantité de sang sortie des vaisseaux dépassait 1,500 grammes.
Je fis de la paroi abdominale une dissection très-minutieuse pour
découvrir le vaisseau blessé, mais cette recherche fut vaine, car
je retrouvai l'artère épigastrique et ses branches tout-à-fait indemnes. Je n'avais pas blessé davantage l'une de ces grosses veines qui en cas de cirrhose sillonnent la paroi abdominale. L'hémorrhagie provenait certainement d'un vaisseau de petit calibre
mais dans lequel l'hémostase ne s'était point effectuée.

OBSERVATION II. — *Broiement de l'extrémité inférieure du fémur.
— Amputation. — Septicémie. — Mort. — Archiv. für klinische
chirurgie, 1866, page 25. — (Aphorismes sur la chirurgie militaire pendant la deuxième guerre de Schleswig-Holstein,* par
A. LUCKE.)

C. A..., 4e régiment d'infanterie danoise, fut blessé le 29 juin.
La balle avait perforé le fémur droit à 6 centimètres au-dessus de
l'articulation du genou et l'avait fait éclater jusque dans l'article.
Déjà le 30 juin, la partie supérieure de la cuisse était gonflée. Le
malade était très-déprimé, il avait beaucoup de fièvre et des
nausées. Le même jour l'amputation fut pratiquée au 1/3 supérieur
par la méthode circulaire à plusieurs temps. La perte de sang
fut insignifiante. Le soir même beaucoup de *vomissements* qui
furent mis sur le compte du chloroforme. La suppuration s'éta-
blissait bien du côté externe ; mais du côté interne le pus était de
mauvaise nature. En même temps qu'il y avait une tuméfaction,
de l'articulation coxo-fémorale, une *gangrène de la peau* du moignon survint : les sutures furent enlevées. La suppuration était
en partie bonne, en partie mauvaise ; elle s'étendait très-haut entre les corps des muscles. — Le 12 juillet, *hémorrhagie* assez importante. Le malade vomit constamment après chaque repas et à
cause de cela, il perdait toutes ses forces : on ne sentait presque
plus son pouls. La peau était rétractée et les masses musculaires
herniées au centre de la plaie. La suppuration existait partout

dans ces muscles et l'os était en partie mis à nu. A la partie supérieure de la cuisse se montrait une rougeur diffuse qui s'avançait progressivement de bas en haut et laissait derrière elle une pigmentation cutanée. Vin de Porto ; les aliments sont vomis, malgré toutes les médications : lavements de jaunes d'œufs. Le pansement avec le permanganate de potasse simple procure une amélioration momentanée. Pouls très-petit : délire progressif. Grand colapsus. *Plusieurs hémorrhagies.* — Coma. Mort le 16 juillet.

AUTOPSIE. — Artère et veine crurale : rien. Cœur affaissé et pâle : sang est très-fluide, très-foncé en couleur, peu coagulé, peu fibrineux. — Rien dans les poumons. Reins et rate qui est un peu volumineuse, très-pâles. — *Foie gras.* Muqueuse intestinale ne présente rien d'anormal.

Lücke met les vomissements sur le compte de la septicémie.

OBSERVATION III. — *Anthrax de la lèvre supérieure. — Pas de sucre dans l'urine. — Mort très-rapide. — Foie cirrhotique.* (Observation de M. VERNEUIL. *Gazette hebdomadaire* 1868, n° 46, page 724).

Eté 1865 (Lariboisière, salle Saint-Louis, 17). Jeune homme, âgé de 21 ans, grand, blond, bien constitué, mais pâle, anémique, chairs flasques. Quelques mois auparavant, hydarthrose rhumatismale, dont le malade, à son dire, s'était bien rétabli. Souffrant depuis deux jours seulement avant son entrée. Anthrax naissant de la lèvre supérieure formant vers le bord libre une tumeur circonscrite ; douleurs vives et cependant peu de troubles généraux.

Incisions larges et profondes, d'où sortent beaucoup de sang, de pus et de bourbillons. Le mal s'accroît rapidement : frisson violent le soir, subdélirium. Nouvelles incisions le lendemain matin. L'état général s'empire, et en dépit des médicaments internes la mort survient le 3e jour, cinq jours après le début de l'anthrax. Urines essayées plusieurs fois : absence de glycose.

AUTOPSIE. — Lèvre supérieure très-indurée, parsemée dans toute son épaisseur de foyers purulents circonscrits et mortifiés au niveau du bord libre ; gonflement gagnart les joues.

Pleurésie purulente ; abcès métastatiques du poumon ; *cirrhose très-avancée ; le foie est ratatiné, tout mamelonné*, réduit à la moitié de son volume ; les autres viscères sains ; la pyohémie était évidente.

Ce fait me frappa vivement, et fut l'origine de mes recherches sur les lésions du foie dans l'infection purulente.

La cirrhose avait été entièrement méconnue, au reste rien ne pouvait la faire soupçonner dans le récit des antécédents; il n'y avait point d'œdème des membres inférieurs ; la digestion paraissait normale. Une cirrhose aussi avancée est chose bien rare à vingt-et-un ans. J'ignore s'il y avait des habitudes alcooliques ou de la syphilis. Seul le rhumatisme avait sévi, mais encore était-il resté localisé. Sauf la coagulation du sang dans les vaisseaux voisins de l'anthrax, nous ne trouvâmes point de phlébite étendue. (VERNEUIL).

OBSERVATION IV. — *Fracture de la jambe compliquée de plaies. — Inflammation phlegmoneuse. — Résection des fragments supérieurs du tibia et du péroné. — Drainage. — Hémorrhagies consécutives. — Ligature de la fémorale à l'anneau du troisième adducteur. — Suppuration de la plaie de la ligature. — Hémorrhagie foudroyante de la fémorale.* (MACHENAUD, thèse de Paris, 1868, p. 37.) (1).

H.... François, 45 ans, charretier, forte constitution. Pas de maladies antérieures. Le cœur, les artères, les poumons sont sains; *pas d'alcoolisme avoué.* Le 8 octobre 1867, occupé à décharger des tonneaux, il tomba de sa charrette, son pied restant fixé.

Les deux os sont brisés au niveau du 1/3 inférieur. Au niveau du tibia existe une plaie de quelques millimètres, causée peut-être par l'extrémité aiguë d'un fragment; un peu d'hémorrhagie veineuse. On réduit facilement la fracture et on place le membre dans une gouttière. Compresses froides. Le lendemain, occlusion avec le collodion. Au bout de trois jours, commence une inflammation phlegmoneuse que l'on cherche à combattre avec des badigeonnages iodés. La rougeur et l'empâtement remontent jusqu'au genou. — Onguent napolitain belladoné, cataplasmes.

Le 20. — Les accidents inflammatoires ne s'étant pas calmés, on pratique la résection des extrémités des fragments supérieurs du tibia et du peroné; deux drains sont placés dans la plaie. Pansements à l'iode et à l'alcool. L'état général reste bon; suppuration abondante et de bonne nature.

Le 28. — *Hémorrhagie abondante* par la plaie. Compression digitale de la fémorale. Le lendemain, comme l'hémorrhagie n'a pu être arrêtée définitivement par la compression, on réséque le fragment inférieur du tibia qui est en biseau très-aigu, et ne pou-

---

(1) L'observation a été prise par Schweich dans le service de M. Verneuil.

vant trouver l'artère qui donne naissance à l'hémorrhagie, on fait la ligature à l'anneau du 3e adducteur. Cette ligature ayant présenté quelques difficultés d'exécution, la plaie est anfractueuse.

Pansements à l'alcool et à l'eau de Labarraque.

Le lendemain le pied est refroidi ; le malade se plaint de picotements. — Les jours suivants, les surfaces bourgeonnantes son anémiées ; la suppuration est peu abondante. Pas de gonflement.

Le 2 nov. — Le malade est privé de sommeil : une pilule de cynoglosse ;

Le 4. — OEdème passif dans les deux jambes ; pas de phlébite ; peu d'inflammation dans la plaie de la fracture. La plaie de la ligature suppure toujours ; il y a une fusée purulente très-profonde ; on est obligé de faire sortir le pus par la pression.

Le 12. — Chute de la ligature ; mais la plaie est loin d'être guérie ; la suppuration y est toujours abondante. Quant à la plaie de la jambe, il y a un commencement de cicatrisation très-marqué ; seulement l'œdème des jambes existe toujours, le malade est amaigri ; son appétit a diminué ; il tousse un peu. Néanmoins, il n'a pas présenté de frissons bien accusés. Rien à l'auscultation. Le foie paraît augmenté de volume. On n'a pas cessé de donner au malade du vin et du quinquina. Enfin, l'état général paraissait s'améliorer, lorsque le 23, dans la nuit, il se produit une hémorrhagie foudroyante par la plaie de la fémorale ; le malade est trouvé mort dans son lit par le veilleur.

AUTOPSIE. — Epanchement pleurétique et fausses membranes à droite. *Le foie est augmenté de volume et graisseux ;* la rate est grosse, un peu décolorée, molle ; les reins sont anémiés.

Plaie de la jambe. Veines oblitérées, fusées purulentes entre les muscles du mollet. L'articulation tibio-tarsienne est remplie de pus et communique avec le foyer de la fracture.

L'artère fémorale présente, dans son intérieur, un caillot mollasse qui n'est pas partout adhérent ; près de l'extrémité inférieure du bout supérieur, on constate un trou latéralement placé qui paraît avoir été formé par un travail ulcératif.

L'artère a été complétement coupée en deux par la ligature ; son bout inférieur ne présente rien de remarquable. Au-dessus de la ligature existait une petite collatérale, à 5 millimètres environ ; cependant il est à supposer que l'hémorrhagie a dû se produire sous l'influence de la suppuration prolongée de la plaie de la ligature. — L'artère ouverte à la jambe était la tibiale antérieure.

OBSERVATION V. — *Hématocèle dans un sac herniaire,* par **E. BOURDON**, interne des hôpitaux. (*Bulletin de la Société anatomique,* 1869, page 215. Résumé.

X.... garçon marchand de vin, 53 ans, portait depuis 3 ans une

— 19 —

hernie inguino-scrotale droite, grosse comme les deux poings,
réductible, mais simplement soutenue par un suspensoir.

A la fin du mois de janvier 1869, il reçoit un coup de pied de
cheval dans l'aine droite ; à partir de ce jour, une tumeur se dé-
veloppe au point frappé, et la hernie devient irréductible. Pas de
troubles digestifs, ni accidents généraux. — Il entre le 22 mars,
à l'hôpital du Midi, service de M. Simonnet. — Il porte une tumeur sans bosselure, ovoïde, à grand diamètre vertical, mesurant
72 centimètres dans sa grande circonférence et 60 dans sa petite,
développée aux dépens de la peau de la verge et du scrotum du
côté droit; molle, nettement fluctuante, irréductible, sonore dans
son 1/3 supérieur, complétement mate dans les 2/3 inférieurs, non
transparente, non douloureuse. — Le 25 mars, ponction dans la
tumeur ; sortie de 4 *litres* d'un liquide rougeâtre, coulant par
intermittence comme si des caillots obstruaient la canule de temps
en temps : c'est du sang pur. — Le lendemain, le liquide s'est
reproduit. — Pas d'altérations dans l'état général et local. —
Le 15 avril, nouvelle ponction et incision de 10 centimètres. Il
sort une grande quantité de caillots. Au milieu de la poche, on
trouve le sac herniaire. — Le lendemain, suppuration abondante,
fièvre, gaz dans la tumeur. — Mort le 19 avril.

Autopsie. — Péritonite chronique. — Intestins soudés par des
fausses membranes résistantes, adhérents au foie et à la rate. —
Périhépatite, périsplénite; cirrhose du foie. (Le malade était
alcoolique) — *Aucune trace de liquide dans la cavité péritonéale.*
— Deux anses intestinales accolées sont plongées dans le sac herniaire; collet assez large pour laisser passer le poing, lisse, blanc
et sans adhérences avec les anses herniées. — La cavité qui contient le liquide sanguinolent n'est autre que la cavité du sac..

Observation VI. — *Fracture compliquée de la jambe.—Phlegmon
diffus gangréneux. — Mort.* (Service de M. Desormeaux, obs.
prise par M. Rendu, interne.) (Blum, thèse inaug. 1870, p. 63.
De la septicémie chirurgicale aiguë.)

R.... 35 ans, briquetier, est amené à l'hôpital dans la nuit du
20 mars. Quelques heures auparavant, occupé à descendre dans
un caveau par une échelle, il tomba de cinq échelons. Dans sa
chute, son pied se renversa en dehors et il se fit une fracture.

Le pied gauche est tourné en dedans et est incliné presqu'à
angle droit sur la jambe. La face supérieure de l'astragale est
tournée en dehors. Au niveau de la malléole externe se trouve
une plaie de 4 à 5 centimètres. On constata avec facilité une
luxation du pied en dehors avec fracture des deux malléoles. Il
y avait un faible écoulement de sang ; les douleurs étaient mo-
dérées. La luxation est réduite et le membre placé dans un appareil à irrigation continue.

Dans la journée, le malade a eu deux frissons, sans claquements de dents et de quelques minutes de durée.

La nuit du 23 au 24, la fièvre a été assez violente ; le malade a eu des rêvasseries et de l'agitation, malgré l'administration de 0 g. 05 d'opium. La température monte à 39° 8. Le malade souffre peu de sa plaie, qui n'offre point de rougeur anomale. — Le soir, la fièvre est intense, le malade a eu encore un frisson avec une vive douleur au-dessus de l'articulation tibio-tarsienne. Il est agité et on constate un peu de rougeur autour de la plaie.

Le 25. La rougeur et le gonflement ont gagné la moitié de la jambe. Le malade a deux petits frissons.

Le 26. La rougeur a atteint le genou et on note quelques traînées rougeâtres à la face interne de la cuisse, avec de l'engorgement ganglionnaire au niveau du pli de l'aîne. Rêvasseries toute la nuit.

Le 27. On fait à la jambe et à la cuisse de larges incisions qui donnent issue à du pus. Le soir, le malade a un frisson, et dans la nuit un délire violent, malgré l'administration de l'opium.

Le 28 et le 29. Le délire continue, le malade reconnaît les élèves, mais prononce des paroles incohérentes. Il ne souffre plus de son membre. Celui-ci se mortifie manifestement ; des plaques bleuâtres gangréneuses apparaissent. Le soir, sueurs abondantes: la pupille droite est beaucoup plus dilatée que la gauche. — Mort le 30 à midi.

Autopsie. Au niveau de la fracture, on trouve un putrilage dans lequel on ne reconnaît plus aucun tissu, sauf des débris de tendons. Les os sont en partie nécrosés et injectés au voisinage de la fracture. Lésions ordinaires du phlegmon diffus sus-aponévrotique dans tout le membre. — Pas de fusée purulente dans les muscles, bien que la gaine des péroniers soit ouverte.

Poumons très congestionnés. Aucune trace d'abcès métastiques. *Foie énorme, complètement graisseux, ce qui fait supposer que cet homme était alcoolique, bien qu'il l'eut nié de son vivant.* — Atrophie de la partie périphérique des reins.

Rien au cœur et au cerveau. La rate est molle, diffluente. Les intestins n'ont pas été examinés.

Observation VII. — *Fracture simple des os de la jambe. — Cirrhose alcoolique aiguë. — Mort rapide* (1). — (Observation XXVIII de la thèse de Péronne, 1870, page 125. *De l'alcoolisme dans ses rapports avec le traumatisme.*)

Au n° 52 de la salle Ste-Vierge (hôpital de la Charité, service de M. le professeur Gosselin), entre, le 2 février 1868, le nommé

---

(1) Observation de M. Gadaud, interne des hôpitaux.

G... L... A..., garçon d'amphithéâtre de l'hôpital. Cet homme est âgé de 55 ans, d'une vigoureuse constitution, d'une apparence athlétique et d'une santé parfaite. La veille, à 7 heures du soir, en sortant de chez un de ses amis chez lequel il avait dîné, il fit un faux pas sur le bord du trottoir et tomba dans la rue. Dans sa chute il s'était cassé la jambe. Il fut transporté immédiatement à la Charité.

Le lendemain, on constate une fracture des deux os de la jambe gauche avec déplacement suivant l'épaisseur du fragment supérieur. La réduction est assez difficile à appliquer et à maintenir. Cependant, comme il n'y a aucune plaie, on applique simplement un appareil de Scultet et on met le malade sur un lit mécanique.

G... soutient qu'il n'était pas en état d'ivresse au moment de l'accident, ce que confirme sa femme. Sa santé est très-bonne ; il n'a pas eu de maladie antérieure et nie toute espèce d'habitudes alcooliques. Cependant, une certaine loquacité, jointe à un teint haut en couleur et fortement couperosé, ne permet pas d'accepter ces dénégations, et les renseignements recueillis ultérieurement sur son compte nous apprennent qu'il est « un fort buveur. » Rien d'important à signaler dans l'état du malade pendant les premiers jours ; très-peu de fièvre ; pas de delirium tremens.

Le sixième jour de son entrée à l'hôpital, le pouls s'élève tout-à-coup, la peau devient chaude et la langue sale. Le malade se plaint d'insomnie et d'oppression ; *teinte ictérique des conjonc-tives.*

On l'ausculte avec soin et on ne trouve rien d'anormal ni dans la poitrine, ni dans le cœur. L'appareil contentif est examiné, et rien du côté de la fracture ne peut indiquer la cause de ce mauvais état général.

Le lendemain, état encore plus grave que la veille ; la teinte ictérique s'étend partout ; *ictère manifeste.*

Le malade a des *vomissements* ; il est constipé. *La pression au niveau de l'épigastre et du foie est douloureuse* ; il y a un peu de ballonnement du ventre. Un examen attentif nous montre une *augmentation notable du volume du foie* constaté par la percussion.

Le surlendemain l'*ictère* a diminué d'intensité, mais les vomissements et l'oppression persistent. On ne trouve toujours rien de morbide à l'auscultation de la poitrine et du cœur. Le volume du foie reste à peu près le même ; mais on peut dès lors établir d'une manière manifeste *la présence dans l'abdomen d'une notable quantité de liquide* ; cet état va s'aggravant pendant plusieurs jours.

Le 15 mars, le malade a la face hippocratique, les yeux enfoncés dans l'orbite ; un peu moins d'oppression, mais la langue très-chargée. Il conserve toute sa connaissance. Il y a dans l'abdomen une plus grande quantité de liquide, moins de douleurs à la pression dans la région épigastrique ; les vomissements continuent plus fréquents.

Le 16 mars, il succombe en présentant tous les signes d'une hépato-péritonite grave.

Autopsie, 24 heures après la mort. Etat de la fracture : chevauchement des fragments dont les extrémités sont entourées d'une notable quantité de sang. — Rien dans les principaux viscères. Etat graisseux du cœur. L'abdomen renferme une grande quantité de liquide séro-purulent avec quelques fausses membranes.

Le *foie* n'est pas considérablement diminué de volume ; mais il est *dur, criant sous le scalpel* et présente *tous les caractères anatomiques de la cirrhose.*

Observation VIII. — *Fracture compliquée de la jambe. — Refus d'amputation. — Amputation de la cuisse deux jours après. — Mort prompte. — Foie gras.* — (Observ. XXX de la thèse de Péronne, page 135.)

O... D..., 35 ans, entré le 21 mars 1868, dans le service de M. le professeur Verneuil, salle Saint-Augustin, n° 1 (Lariboisière).

Ce malheureux, venu de sa province pour passer à Paris les fêtes de carnaval, après avoir bu copieusement pendant le jour et la soirée, s'était rendu au bal de l'Opéra : à la sortie, dans une rixe, il eut une jambe fracturée au tiers inférieur, avec plaie correspondante ; il fut transporté à l'hôpital dans le costume de *sauvage,* qu'il avait choisi pour la circonstance, et en complet état d'ivresse.

Le 22, à la visite, après avoir constaté la gravité de la lésion, M. Verneuil conseilla au malade de se laisser faire l'amputation de la jambe ; mais celui-ci refusa obstinément, disant qu'il préférait la mort.

Le 23, la jambe était le siége d'une énorme tuméfaction avec rougeur et chaleur.

Le 24, le gonflement s'étendait à la partie inférieure de la cuisse ; l'état général était très-grave, il ne restait plus qu'un faible espoir de sauver la vie du patient, c'était l'amputation de la cuisse : M. Verneuil la pratiqua, mais le lendemain matin le malade mourait.

A l'autopsie, faite 24 heures après, on observe que la ligature de l'artère fémorale, placée à 3 centimètres de la première collatérale, était sur le point de se détacher, il n'y avait pas de caillot dans l'artère ; on trouvait un caillot mou, diffluent, dans la veine fémorale. Les poumons, fortement congestionnés, ne renfermaient pas d'abcès métastatiques. On constatait du côté gauche un épanchement pleurétique récent.

Le *foie avait subi la dégénérescence graisseuse* ; la muqueuse stomacale était ardoisée : les méninges cérébrales étaient épaissies ; il y avait des plaques laiteuses apparentes sur la pie-mère, à la partie antérieure du sillon longitudinal supérieur.

OBSERVATION IX. — *Fracture de côtes. — Suppurations multiples. — Pneumonie. — Cirrhose aiguë du foie. — Mort. — Autopsie* (1). (Obs. XXXI de la thèse de PÉRONNE, page 140.)

F... D..., 46 ans, terrassier, couché au n° 12 de la salle Saint-Louis, service de M. le professeur Verneuil.

Cet homme chargeait une charrette de grosses pierres, lorsqu'un pavé de 20 kilogrammes tomba de cette charrette et vint le frapper à la région dorsale *droite*. Il put néanmoins continuer à travailler : mais le lendemain, il lui fut impossible de se lever. Un médecin, appelé deux jours après l'accident, fait appliquer un large vésicatoire *sur la région du foie :* car la douleur était plus vive en ce point qu'à la région dorsale. Mais, comme son état tendait à s'aggraver, le malade se fit transporter à l'hôpital Lariboisière, le 10 février. Le 11 février, à la visite du matin, on trouve le malade dans un état assez grave. La peau offre une teinte bronzée qui rappelle celle de la maladie d'Addison. En plusieurs points on trouve une *teinte ictérique,* les *conjonctives ont une coloration jaunâtre.* Peau chaude, 120 pulsations. L'examen de la poitrine fait découvrir une pneumonie *à gauche,* occupant tout le lobe supérieur. On entend aussi quelques râles muqueux à la base du poumon droit ; mais l'attention est attirée principalement vers la région hépatique. *Le lobe gauche du foie* forme une tumeur saillante au niveau de l'épigastre et *douloureuse au toucher ;* le lobe droit ne dépasse pas les fausses côtes. L'œdème des jambes et le développement de la circulation veineuse abdominale témoignent d'une compression de la veine cave inférieure. La percussion, faite avec soin, ne fait découvrir aucun signe d'ascite. Purgation avec 20 grammes d'huile de ricin ; vésicatoire.

13 février. Le malade semble respirer avec moins de peine ; mais les troubles observés du côté du foie persistent avec la même intensité ; *les urines sont ictériques.* M. Verneuil fait appeler M. Millard en consultation : ce médecin constate que la pneumonie est en résolution, et reconnaît la tumeur formée par le foie ; mais il hésite entre une hépatite aiguë, un abcès et un kyste hydatique.

Le 14. Le malade reste couché sur le ventre ; quand il se met sur son séant, il est pris de violentes quintes de toux. Dans la nuit, *il a eu une forte hémorrhagie intestinale.*

---

(1) Observation de M. Michaud, interne des hôpitaux.

Le 15. Les phénomènes semblent s'aggraver. M. Verneuil fait appeler une seconde fois M. Millard pour discuter l'opportunité d'une ponction exploratrice dans le région hépatique. M. Millard croit sentir de la fluctuation au niveau de la tumeur ; il adopte la proposition de M. Verneuil : on enfonce le trocart à 6 centimètres de profondeur ; mais on n'obtient que quelques gouttes de sang pur. Le malade continue à perdre du sang par les selles.

Le 16. Nuit mauvaise et très-agitée. La région hépatique est très-douloureuse. La respiration est pénible.

Le 17. Mort vers deux heures après midi.

Autopsie, quarante-deux heures après la mort. L'abdomen étant ouvert, on trouve sur la face convexe du foie la ponction explorative qui avait pénétré dans le lobe gauche sans blesser l'intestin.

Péritonite caractérisée par la présence d'une sérosité jaunâtre en assez grande quantité, par des fausses membranes qui tapissent le mésentère et du pus en petite quantité dans le bassin.

Rate très-volumineuse.

Foie atteint de *cirrhose hypertrophique*, et en même temps d'*état graisseux*. La veine cave inférieure, comprimée par le bord convexe du foie, est fortement distendue par le sang.

Poumon gauche adhérent, offrant dans le lobe supérieur une hépatisation rouge et un abcès au centre. Poumon droit refoulé par un épanchement considérable. Le poumon droit enlevé, on trouve une fracture des cinquième et sixième côtes au niveau du tiers postérieur.

Le foyer de la fracture communique d'un côté avec un abcès sous-pleural qui s'étend jusqu'à la partie antérieure de la colonne vertébrale, et de l'autre côté avec une vaste collection purulente, située en dehors des côtes, entre le grand dorsal et le grand dentelé.

Observation X. — *Angioleucite ; délirium tremens. Mort ; autopsie.* — (Observation XIV de Péronne. Thèse inaug. — Résumé).

Henri H.... 58 ans, cocher, entre, le 21 septembre 1869, dans le service de M. le professeur Verneuil, salle Saint-Augustin, n° 20 (Lariboisière).

Pas de renseignements sur sa manière de vivre habituelle. — Il a une angioleucite intense occupant la jambe gauche. — Tremblement marqué de tout le corps. — Délire paraît peu violent. — Il raconte qu'il a depuis longtemps une petite plaie au niveau de la malléole interne de la jambe gauche, et que la rougeur inflammatoire qui l'a conduit à l'hôpital a commencé autour de cette plaie. — Il paraît tout-à-fait alcoolique.

Le 23 septembre, agitation et délire tels qu'ils nécessitent l'emploi de la camisole de force. — Les divers organes thoraciques et abdominaux examinés soigneusement ne présentent rien d'anormal ; mais la lymphangite a gagné la cuisse en suivant les lymphatiques. — Commencement de phlegmon à la jambe ; incisions multiples.

Le 24, délire et agitation continuent ; état général très-mauvais ; mort à une heure après midi.

Autopsie. — Légère injection de la pie-mère et de la substance blanche (piqueté léger). — Congestion hypostatique des deux poumons et surtout du poumon droit. — Cœur pâle, mais dont les fibres musculaires sont saines. — Le foie a son volume normal : couleur jaune pâle et uniforme, bien que ce viscère soit gorgé d'un sang noir qui s'échappe à la coupe ; cette coupe graisse le couteau. Le microscope nous montre *les cellules hépatiques remplies de vésicules graisseuses ; on n'en trouve pas qui soient indemnes*. La vésicule biliaire est très-distendue ; elle a doublé de volume. — Reins congestionnés, surtout au niveau des pyramides, la substance corticale a commencé à subir la dégénérescence granulo-graisseuse. — Rate rouge foncé, très-fiable. Pas d'infarctus. — Estomac pas dilaté ; parois amincies ; plaques rouges, ecchymotiques qui ne disparaissent pas sous un filet d'eau. — Pas de pus dans les lymphatiques ni les veines du membre malade.

Observation XI. — *Fracture du tibia compliquée de plaies ; délirium tremens. Mort rapide.* — (Obs. XVIII de la thèse de Péronne. — Résumé),

Homme de 34 ans, entre à Lariboisière, dans le service de M. le professeur Verneuil, le 10 septembre 1868. Il venait de recevoir sur la jambe gauche un coup qui lui a fracturé le tibia au tiers inférieur et fait une plaie large comme une pièce de 2 francs et communiquant avec le foyer de la fracture. — Le blessé boit habituellement beaucoup, mais il ne s'enivre pas souvent. — Le 12 septembre, délire et agitation qui augmentent le lendemain. Ce jour, le malade meurt rapidement après être tombé brusquement dans le coma : celui-ci a duré à peine une demi-heure.

A l'autopsie, on trouva une *dégénérescence graisseuse du foie* ; la muqueuse stomacale présentait des taches grisâtres sur le pylore : il y avait épaississement des méninges.

Observation XII. — *Hernie étranglée ; délirium tremens. Mort prompte. Atrophie du foie.* — (Obs. de M. Verneuil dans thèse de Péronne. — Résumé.)

Homme de 50 ans, très-vigoureux, entre le 3 avril 1869 à Lariboisière, service de M. le professeur Verneuil. — Il a depuis 3 jours une hernie crurale sur laquelle deux médecins ont déjà essayé le taxis, mais en vain. — Cette hernie, grosse comme la moitié du poing est assez résistante et rénitente, peu douloureuse au toucher, mate à la percussion, sans changement de couleur à la peau. Elle existe depuis longtemps : elle n'a jamais été contenue par un bandage ; elle sort et rentre facilement. — Le diagnostic est : entéro-épiplocèle. — Symptômes d'étranglement peu prononcés. — Tentative de réduction par le taxis pendant le sommeil chloroformique. Au bout de 4 minutes la hernie a diminué ; il s'est produit un gargouillement. — Au bout de 7 à 8 minutes le reste des parties herniées n'a pas changé. Kélotomie. — Le sac ne renferme que de l'épiploon adhérent par des brides au collet. —Accès de délirium tremens à 7 ou 8 heures du soir.—Nuit mauvaise. — A 5 heures du matin, débâcle intestinale violente ; à 6 heures 1/2, selle sanglante; à 7 heures 1/2, vomissement fécaloïde ; à 8 heures, mort.

Autopsie.— Péritonite sèche commençante.—Intestin enflammé partout — l'anse herniée appartient à l'intestin grêle ; elle est perforée — il n'y a pas d'épanchement de matière intestinale. — Foie *entouré de fausses membranes anciennes*, très-résistantes, qui le soudent au diaphragme en haut, et à la paroi abdominale en bas ; ou plutôt tout le long de son bord antérieur il y a eu, en ce point, à une époque indéterminée, une péritonite très-intense. La glande elle-même est d'un brun verdâtre, flasque, molle, très-amincie ; elle offre en un mot, les caractères de l'*atrophie*. Malheureusement les autres viscères ne purent être examinés.

Observation XIII. — *Amputation de cuisse suivie de mort subite, 22 heures après l'amputation.*—(Observation communiquée par Bassereau à la *Société Anatomique*. — *Bulletin*, 1870, p. 139. Résumé.)

Charretier, âgé de 30 ans, grand, fort, d'une excellente santé antérieure ; il était marié et nie avoir jamais fait d'excès.

Le 12 février 1870, la roue du tombereau qu'il conduisait lui brisa le fémur et les deux os de la jambe. — Amputation de la cuisse le 13 février, à 3 heures après midi. — Le pouls est à 100 ; la température axillaire à 38°. — Le malade perd environ 800 gr. de sang pendant l'opération et a une syncope pendant que l'on procède aux dernières ligatures. — Nuit assez calme ; un vomissement vers onze heures du soir. — Le 14, assez bien au matin, voix forte, face pâle, pupilles dilatées, un peu d'appétit, urines rares, pouls petit. T. 34° 4 (?). — A 1 heure après midi, syncope. —Mort en 30 minutes.

Autopsie. — Les plèvres et le péricarde contiennent quelques grammes de sérosité ; pas d'adhérences pleurales. — Pas de tubercules dans les poumons, mais congestion aux deux bases. Le tissu pulmonaire est partout gorgé de sérosité sanguinolente ; la trachée et les bronches contiennent une écume rosée. — En examinant l'artère pulmonaire, on la trouve oblitérée du côté droit par un caillot récent extrêmement ramifié ; le tronc et ses branches, même celles qui sont très-fines, sont aussi oblitérés. Nous n'avons pu trouver de fragments emboliques dans ce caillot.

Le cœur est flasque et son tissu sain.— L'aorte à sa naissance au-dessus des sigmoïdes porte trois plaques athéromateuses.

Le foie assez volumineux est d'un jaune pâle piqueté de brun ; il est mou, friable, semble un peu graisseux. — La rate est saine et très-ferme. — Les reins sont volumineux, bosselés ; la substance corticale enserre étroitement les pyramides ; les urines ne contenaient pas d'albumine.

La veine fémorale du moignon renferme un caillot mince et décoloré ; il n'y en a pas dans la veine cave. — L'artère fémorale renferme au-dessus de la ligature un caillot d'une petitesse extrême. — Les muscles du moignon sont contus et ecchymosés ; les interstices renferment un liquide brunâtre et odorant. — L'estomac est très-vaste et présente sur la muqueuse quelques sugillations.

M. Legroux ne pense pas que la mort puisse être attribuée à une embolie, mais bien à la congestion pulmonaire.

OBSERVATION XIV. — *Pseudo-hypertrophie de quelques muscles de la cuisse simulant une tumeur. Opération. Mort.* — (BILLROTH. *Archiv für klinische Chirurgie.* Berlin, 1872, t. XIII ; fasc. 2 ; p. 395. — Résumé.)

Jeune fille de 17 ans, portant une tumeur volumineuse à la cuisse gauche. Diagnostic : lipôme intermusculaire. Opération inachevée, parce qu'on a reconnu une dégénérescence graisseuse avec hypertrophie de tout le muscle droit antérieur qu'il aurait fallu enlever en entier. Mort au sixième jour après l'opération.

Rapport sur l'autopsie fait le 3 novembre. Textuel : « Parois » de la voûte du crâne unies et spongieuses, méninges et cerveau » moyennement injectés et humides ; dans les ventricules, 1 drachme 1/2 de sérosité claire. Corps thyroïde, petit et dur. Muqueuse du larynx et des bronches pâle. Les deux poumons petits et assez congestionnés et œdémateux, surtout dans les » parties postérieures. Dans le péricarde, quelques drachmes » d'un sérum clair ; cœur en dégénérescence graisseuse assez » avancée, assez gros ; son tissu pâle et résistant ; dans les ca- » vités cardiaques, sang très-liquide et peu de caillots. *Foie brun* » *pâle, un peu gras* (1) ; la bile jaune pâle et non épaisse. Rate

----

(1) Ces mots sont soulignés dans le texte allemand. L'auteur ne donne pas les motifs de sa remarque.

» triplée de volume, capsule et trame épaisses, pulpe très-molle.
» Estomac et intestins un peu distendus par les gaz, muqueuse
» pâle. Reins mollasses ; dans la vessie un peu d'urine trouble.
» Utérus très-petit, dur, vierge. Ovaires lisses et pauvres en folli-
» cules. » — Le reste de l'observation est consacré à la description histologique des muscles de la cuisse.

OBSERVATION XV. — *Abcès de la paroi abdominale déterminé par
une péritonite enkystée causée par des calculs biliaires*, par
M. VIOLLET, interne des hôpitaux. (*Bulletin de la Société anatomique*, mai 1873, p. 340. — Résumé.)

Michel Alphonse, âgé de 58 ans, est entré à l'hôpital Cochin,
dans le service de M. DESPRÉS, le 21 avril 1873. Depuis un mois,
il porte à l'épigastre, au-dessous de l'appendice xiphoïde une tumeur molle et fluctuante qu'il a vue s'accroître progressivement.
Actuellement, cette tumeur est fort saillante et atteint la grosseur des deux poings réunis ; elle est ovoïde, bilobée; le lobe
droit est plus volumineux que le gauche et il est facile de faire
refluer le liquide d'un lobe dans l'autre. Légèrement douloureuse
à la pression et circonscrite par un bourrelet dur et épais, elle
est recouverte de la peau rouge et enflammée. La sonorité existe
tout autour de cette tumeur, sauf à droite où sa matité se con-
fond avec celle du foie.

Tous ces signes firent porter à M. Després le diagnostic d'abcès
chaud de la paroi abdominale ; mais quelle était la pathogénie de
cet abcès ?

Le malade niait absolument tout accès de colique hépatique,
toute manifestation d'ictère, tout symptôme douloureux dans
l'hypochondre droit, antérieur à l'apparition de son abcès. Il n'ac-
cusait que quelques légères attaques de rhumatisme et des accès
de fièvre intermittente à l'âge de 20 ans. Il n'avait jamais eu la
dysenterie, ni fait aucun voyage dans les pays chauds. Tout en
faisant des réserves, M. Després pensa qu'il s'agissait d'un abcès
consécutif à un kyste hydatique.

23 avril. Ouverture de l'abcès et introduction d'un drain. Il
s'écoule une quantité considérable de pus phlegmoneux bien lié,
ne présentant ni à l'œil nu, ni au microscope, aucune trace
d'échinocoque.

24 avril. La ponction a déterminé une rétention d'urine de 36
heures. Le chirurgien ayant agrandi un des orifices qui donne
passage au drain, introduisit son doigt dans la cavité de l'abcès
et y constata la présence d'un calcul. Dès lors, le diagnostic se
précisa : Abcès déterminé par des calculs biliaires ayant causé
une péritonite enkystée du foie.

26 avril. Frisson intense, dyspnée, agitation.

Le malade meurt le 30 avril.

Autopsie. — Derrière la pointe du sternum et en avant de la face antérieure du foie existe un vaste abcès cloisonné et renfermant deux calculs biliaires de la grosseur d'une noisette. La vésicule biliaire contient deux autres calculs et elle communique par un orifice pathologique avec l'abcès sus-mentionné.

Observation XVI. — *Epithélioma du bord externe du pied. Forme papillaire. Désarticulation des quatrième et cinquième métatarsiens. Infection purulente. Mort.* (Dubuclet. Thèse de Paris 1874. *Essai sur l'épithélioma du pied.*)

B..., âgé de 47 ans, instituteur, est entré fin juin 1874 à l'hôpital de la Pitié, dans le service de M. le professeur Verneuil, pour une vaste ulcération siégeant au niveau de l'articulation métatarso-phalangienne du cinquième orteil du pied gauche.

Aucun antécédent héréditaire : le malade, du moins, n'a pu donner de détails à ce sujet. Pas de syphilis, pas d'excès alcooliques.

Cet homme, d'une constitution forte en apparence, avoue luimême qu'il n'est pas si robuste qu'on le croirait au premier abord; pour peu, du reste, qu'on l'examine avec attention, on s'aperçoit facilement qu'il est anémié et que sa corpulence est due à un état de bouffissure, plutôt qu'au développement musculaire.

Malgré cet état particulier, il se portait habituellement bien ; il présente seulement, depuis l'âge de 19 ans, une affection rebelle de la peau qui a débuté aux articulations du coude, du poignet et du genou par des surfaces irrégulières, rugueuses, sèches, qui se sont couvertes d'écailles minces, grisâtres, adhérentes, tombant lentement et laissant sous elles une surface d'un rouge terne. Ce psoriasis peu à peu s'est généralisé pour disparaître en partie à diverses reprises, et ne laissant de traces qu'aux endroits qui en avaient été primitivement envahis, c'est-à-dire les articulations, et revenir de nouveau.

Cette affection, sauf quelques démangeaisons passagères et un peu de dyspepsie, n'incommodait pas beaucoup le malade et ne l'empêchait pas de vaquer à ses occupations jusqu'en 1870, époque où sa chaussure lui blessa légèrement la plante du pied. Malgré ce petit accident, il continua à marcher quelque temps ; mais il ne tarda pas à éprouver une violente douleur à ce niveau, douleur qui s'exaspérait par la fatigue et amenait un léger suintement de la plaie, qui restait toujours à peu près dans le même état, et n'avait pas une tendance marquée à la cicatrisation.

En 1871, il fut pris d'accidents gastro-intestinaux intenses avec diarrhée, vomissements, inappétence, qui amenèrent rapidement un affaiblissement assez notable, à tel point qu'il comprit alors qu'il était malade, s'en inquiéta et requit les soins d'un médecin. Il fut soumis aux amers, au vin de quinquina, en un mot, à un régime fortifiant. Sous cette influence, il vit son état général s'améliorer un peu.

Quant à la plaie qu'il portait au pied, il se contenta de quelques lotions émollientes, souvent répétées, et obtenait ainsi un soulagement temporaire. Mais la plaie s'étendait toujours. Il vit de nouveau son médecin qui y fit des applications de teinture d'iode pendant longtemps. Voyant l'ulcération gagner malgré ce traitement, il en vint à des moyens plus énergiques ; il pratiqua, sans obtenir plus de succès, des cautérisations au nitrate d'argent. Et en dernière ressource, il recourut, au mois de mars dernier, aux cautérisations au moyen du cautère actuel.

La plaie, sous cette influence, sembla redoubler de vitalité et acquit bientôt des proportions fort inquiétantes. C'est alors que le malade se décida à entrer à l'hôpital et à se soumettre aux soins de M. le professeur Verneuil.

Etat du malade à son entrée : L'ulcère qui existe actuellement a débuté, comme nous l'avons dit, sur la plante du pied gauche et a gagné insensiblement le bord externe et un peu la face dorsale du cinquième orteil. Cet ulcère rebelle présente une forme ellipsoïde, à grand diamètre dirigé perpendiculairement au bord du pied ; les bords sont irréguliers, déchiquetés, durs, taillés à pic ; la surface est d'un rouge terne, bourgeonnante ; les bourgeons sont plus exubérants à la face plantaire que sur les faces externe et dorsale. A la plante du pied, on observe entr'eux de petits dépôts blancs, caséiformes, qui ont fait supposer à ce moment que l'on avait affaire à un épithélioma sudoripare. Mais un de ces bourgeons, examiné au microscope, par M. Nepveu, n'a fait voir que des éléments épithéliaux déformés et en grand nombre, comme cela s'observe dans la forme papillaire.

La base de cette ulcération est indurée, fortement adhérente au bord externe et à la plante du pied ; un stylet introduit au niveau de l'os arrive facilement jusqu'à lui ; on sent des petites crépitations qui indiquent que l'os est envahi, et que son tissu est raréfié, l'opération est pratiquée (désarticulation des 4ᵉ et 5ᵉ métatarsiens) la surface de la plaie lavée avec de l'eau alcoolisée. Comme pansement, on a recours au mode de pansement de M. Alph. Guérin, c'est-à-dire au pansement ouaté que l'on laisse d'habitude en place pendant vingt à vingt-cinq jours sans le changer. — On évite souvent, en usant de ce moyen, les accidents ordinaires aux plaies qui ne sont pas soustraites au contact de l'air.

Le 7. Le malade va bien. T. M., 38°,6 ; S., 38°,4.

Le 8. Embarras gastrique léger, vomissement. Pas de selle depuis l'opération, lavement simple. T. M., 38°.

Le 9. T. : M., 37° ; S., 38°,1.

Le 10. *Hémorrhagie légère* ; on défait l'appareil pour renouveler en partie le pansement. T. : M., 37°,6 ; S., 38°,4.

Le 11. Depuis la veille le malade éprouve un grand malaise.

T. : M., 37°,6. Vers 7 heures du soir, il fut pris d'un frisson.
T. : 39°,2.

Le 12. Malaise avec sueur froide et visqueuse. On enlève l'appareil ouaté. Pansement à la glycérine. T. : M., 38°,6; S., 38°,1.

Le 13. Même état. Facies abattu. On prend alors sa température quatre fois par jour; le matin entre 7 et 8 heures, de 11 heures à midi, le soir de 3 à 4 heures, et entre 7 et 8 heures. T. : M., 37°,8 — 39°,4; S., 39° — 39°.

Le 14. Ts. : M., 37° — 39°,2; S. 37°,8 — 38°,2.

Le 15. Ts. : M., 36°,9 — 39°,6; S., 38°,4 — 37°,6.

Le 16. Ts. : M., 37°,2 — 40°; S., 39°,5 — 39°. Un frisson.

Le 17. T. : 38. Le malade est dans une grande prostration; la nuit dernière, il a eu un peu de délire, on a dû l'attacher pour le maintenir au lit. — Voyant cette aggravation de symptômes, M. Verneuil porta un pronostic fâcheux et prochain. Dans la clinique qu'il fit à ce sujet.......... considérant les accidents que présenta le malade, indépendamment du frisson, il pensa que ces accidents bizarres pouvaient bien être attribués à la constitution herpétique du sujet....

Les 18 et 19 juillet. Les symptômes deviennent de plus en plus accentués, le malade meurt dans la nuit du 19 au 20. La putréfaction cadavérique fut très-rapide.

Nécropsie. La nécropsie fut pratiquée dans le terme réglementaire. On examina soigneusement l'estomac pour se rendre compte des accidents gastriques opiniâtres que présenta le malade; on ne trouva aucune lésion, l'estomac était sain.

Le foie, diminué de volume, présente les lésions de la cirrhose à la seconde période : il est dur, crie sous le scalpel. A la coupe, on observe des petits lobes indurés, qui sont surtout saillants sur les bords de l'organe. Pas d'abcès métastatiques. — Les autres organes n'ont pas été examinés.

Observation XVII.—*Arthrite traumatique du genou chez un scrofuleux. — Le genou est malade depuis longtemps. — Réveil de l'inflammation. — Lymphangite phlegmoneuse. — Septicémie lente (un mois) sans infection purulente. — Mort. — Foie et reins gras. — Rate volumineuse et amyloïde légèrement.* — (Observation personnelle.)

X..., 27 ans, journalier, d'apparence scrofuleuse, a été atteint vers l'année 1856 d'une affection de la jambe gauche dont l'histoire clinique est impossible à apprendre de lui-même. On lui aurait, paraît-il, donné des coups de bistouri dans la cuisse. Pourquoi? son intelligence et sa mémoire sont incapables de nous fournir quelque éclaircissement à ce sujet. Quoi qu'il en soit, il a toujours marché difficilement, traînant un peu la jambe gauche et forcé parfois d'interrompre son travail.

Le 2 janvier 1875, en descendant d'un omnibus, il fit un faux pas et tomba. Malgré cette chute et probablement sous l'influence d'une certaine anesthésie alcoolique (il était légèrement ivre au moment de l'accident), *il put faire à pied et sans souffrir une course de deux ou trois lieues.* Mais le lendemain, il lui fut impossible de reprendre son travail. Il se reposa dans sa chambre pendant quelques jours ; puis son malaise persistant, il se décida à entrer à l'hôpital.

Admis le 7 janvier dans le service de M. Verneuil, salle Saint-Louis, n° 23, on lui trouve les lésions suivantes : Le membre inférieur gauche présente des altérations de deux ordres, anciennes et récentes. *Anciennes :* longue cicatrice allant à travers les muscles jusqu'à la face correspondante du fémur, située à 4 travers de doigts au-dessus du condyle interne. Cette cicatrice, à bords foncés, creusée en entonnoir, serait le résultat d'un coup de bistouri donné en 1856. — Autre cicatrice déprimée, dont le fond est ulcéré et laisse suinter une telle quantité de sérosité que le drap et l'alèze sont mouillés à son niveau sur une large surface, située dans le jarret à l'angle supérieur du rectangle poplité. Le malade ne peut dire comment et depuis quand s'est établi ce trajet fistuleux, « il y a longtemps cependant qu'il s'en écoule de l'humeur » (sic). — *Récentes :* l'articulation du genou est gonflée, la peau est rouge, tendue, chaude. Il y a un épanchement articulaire qui *probablement* se vide par la fistule poplitée. Les mouvements d'extension et de flexion sont encore possibles, mais douloureux.

L'état général du malade est peu satisfaisant ; il a de la soif, de l'anorexie, de la fièvre. On trouve sur la jambe droite et au devant du sternum des traces très-légères de scrofulides cutanées de date ancienne. Tout l'ensemble de l'individu dénote le *tempérament scrofuleux.* T. : S., 39°,4.

Le lendemain de son entrée, M. Verneuil porte le diagnostic : Entorse du genou — réveil probable d'anciennes lésions articulaires.

9 *Janvier.* Le repos au lit a amélioré l'état local. Le gonflement et la douleur articulaires ont diminué. L'issue de sérosité par la fistule du jarret s'est tarie. Catapl. : purgatif. T. : M., 37°,4. Le soir la fièvre a reparu. T. : 38°,7.

10 *Janvier.* Le malade s'est levé malgré la défense qui lui avait été faite. Le genou s'est un peu enflammé de nouveau. T. : M., 39°,1 ; S., 38°,8.

11 *Janvier.* T. : M., 38° ; S., 38°,2.

12 *Janvier.* T. : M., 37°,4 ; S., 38°,1.

13 *Janvier.* Etat local mauvais. Tendance à la suppuration. Gonflement œdémateux du genou et de l'extrémité inférieure de la cuisse. Délire probablement alcoolique. Le malade s'agite beau-

coup et constamment il cherche à sortir du lit. T. : M., 37°,4 ; à midi 37°,5 ; S., 38°,7.

14 *Janvier*. Délire a augmenté (idées de persécution). La jambe et la cuisse entière gonflent rapidement. Pas de frissons. T. : M., 37°,9 ; à midi, 38° ; S., 38°,3.

15 *Janvier*. T. : M., 37°,8 ; à midi, 38° ; S., 38°,4.

16 *Janvier*. T. : M., 37°,6 ; S., 38°3.

17 *Janvier*. L'état général qui n'avait pas varié pendant ces deux jours précédents semble s'améliorer. Le délire a disparu. Pas de frissons. Mais l'état local s'aggrave : la cuisse, le genou et la jambe ont doublé de volume : lymphangite érysipélateuse depuis le jarret jusqu'à l'aine. Phlébite ou plutôt thrombose probable dans la veine poplitée pour expliquer l'œdème de la jambe et du pied. L'articulation fémoro-tibiale est énormément distendue par un épanchement liquide. T. : M., 37°,6 ; S., 39°.

18 *Janvier*. T. : M., 38°,3 ; S., 39°,3.

19 *Janvier*. T. : M., 38°,5 ; S., 39°,3.

20 *Janvier*. Les choses n'ont aucune tendance à s'améliorer, au contraire. Ouverture par le bistouri d'un vaste phlegmon sous-cutané qui a décollé les téguments tout autour du genou : l'incision est faite parallèlement et près du bord interne du ligament rotulien. Une amputation serait à faire ; mais l'état général et l'existence de l'érysipèle phlegmoneux (c'est plutôt une lymphangite bâtarde qu'un érysipèle franc) la contr'indiquent formellement. Pas de frissons. M. Verneuil appelle l'attention des élèves sur ce cas de septicémie lente sans infection purulente proprement dite. T. : M., 38°,4 ; S., 39°.1.

21 *Janvier*. L'incision semble avoir amené une détente. T. : M., 37°,8 ; S., 38°,9.

22 *Janvier*. T. : M., 37°,7 ; S., 38°,3.

23 *Janvier*. T. : M., 36°,9 ; S., 38°.

24 *Janvier*. Le mieux ne s'est pas maintenu. T. : M., 37°,4 ; S., 38°,2.

25 *Janvier*. La température baisse : il est à craindre qu'elle ne suive une progression descendante, ce qui indiquerait un résultat fatal. Les tissus péri-articulaires sont distendus par des gaz. En dehors et au-dessus de la rotule, la peau percutée résonne comme celle d'un tambour. Application en ce point d'une traînée de caustique de Vienne : on veut ouvrir la poche gazeuse sans employer le bistouri par crainte d'hémorrhagie. T. : M , 37°,5 ; S., 37°,9.

26 *Janvier*. Le caustique a été appliqué en quantité insuffisante ; il n'a produit aucun effet. Nouvelle traînée. T. : M., 36°,9 ; S., 37°,5. Le soir, l'escharre est fendue au bistouri : les gaz s'échappent en sifflant de la cavité qui les contenait. Une petite veine profonde a été ouverte : l'hémorrhagie est facilement arrêtée.

27 *Janvier*. État complétement désespéré. La température baisse continuellement. Le malade est à demi somnolent. La sup-

puration s'est tarie. Le membre a considérablement diminué de volume. Pronostic fatal à bref délai. T. : M., 36°.8 ; S., 37°,1.

28 *Janvier*. T. : M., 36°,8 ; S., 37°,1.

29 *Janvier*. T. : M., 36°,4 ; à midi, 35°,8 ; S., 36°,5.

30 *Janvier*. T. : M., 36°,3 ; à midi, 35°,7 ; S., 35°,4. Mort dans la nuit.

Autopsie. Genou : lésions types de l'arthrite purulente à sa dernière période. La veine poplitée est oblitérée par un caillot assez adhérent. Rien dans les poumons. Rate énorme, dure, résistante à la coupe, légèrement amyloïde. Reins très-gras : la graisse est plutôt déposée dans la trame interstitielle ; les cellules épithéliales des tubuli sont presque toutes infiltrées de très-fines granulations graisseuses.

Le *foie* est normal quant à son volume ; mais il présente une double lésion. Il est dur, résistant, jaunâtre et paraît *légèrement graisseux mais très-sclérosé*. L'examen microscopique démontre une sclérose interstitielle très-avancée, les lobules n'ont que peu diminué de volume ; mais le tissu conjonctif interstitiel s'est hypertrophié dans de grandes proportions ; les cellules hépatiques sont beaucoup moins volumineuses qu'à l'état normal ; beaucoup d'entr'elles ont perdu leur structure habituelle et renferment un gros bloc de graisse ; presque toutes les autres sont très-granuleuses ; on en trouve cependant quelques-unes qui sont parfaitement constituées ; les noyaux des cellules graisseuses et des cellules granuleuses sont atrophiés. En quelques points le tissu conjonctif interstitiel hypertrophié est comme sillonné de traînées de petits globules de graisse. Pas trace d'abcès : ils ont été cependant recherchés avec soin. Les canaux biliaires ne présentent pas d'altération ; cependant la bile contenue dans la vésicule n'est pas très-colorée.

Observation XVIII. — *Kyste uniloculaire de l'ovaire. — Traitement par injections iodées (méthode Boinet). — Péritonite. — Mort.—Foie et reins amyloïdes.* (Observation prise par M. Bocquet, élève du service et communiquée par lui. — Résumé.)

N... Marie, 46 ans, vannière, entrée le 14 janvier 1875, dans le service de M. le professeur Verneuil, salle St-Augustin, n° 3.

Aucun antécédent pathologique jusqu'en janvier 1874, époque à laquelle la malade eut une bronchite intense. En mars 1874, commence le développement du ventre. La malade entre dans le service de M. Verneuil le 2 juillet 1874, et subit une ponction simple par laquelle on retire 10 litres d'un liquide jaune citrin, un peu filant. Le kyste se remplit rapidement et le 22 octobre une seconde ponction est pratiquée à la campagne : deux litres de liquide sont retirés. Le 7 décembre, troisième ponction : évacuation de 8 litres de liquide plus épais mais non purulent. Nou-

velle récidive. La malade revient à l'hôpital. — Le 30 janvier,
M. Boinet pratique une ponction suivie d'injection iodée. On retire, cette fois, 9 litres 1/2 d'un liquide épais contenant une notable quantité de leucocytes. A part quelques douleurs assez violentes, la malade supporte bien l'opération. Un peu de bronchite
vers le 5 février. Le liquide se reforme rapidement et l'état du
kyste nécessite une nouvelle ponction qui est pratiquée le 2 mars
par M. Boinet — 6 litres de liquide *non purulent* sont évacués. —
Deuxième injection iodée. Le 16 mars, le ventre est redevenu
aussi volumineux qu'avant la précédente ponction, et la malade a
des douleurs abdominales extrêmement vives accompagnées de
tous les phénomènes de compression observés dans les cas de
kystes ovariens considérables. Le 20 avril, M. Verneuil fait encore une ponction qui donne issue à 6 litres de liquide purulent :
après la ponction, injection iodée comme précédemment. A partir
de ce jour, l'état général, qui s'est jusqu'ici maintenu satisfaisant
puisque la température n'a pas dépassé 38°, s'altère rapidement.
Le 23 se déclarent quelques phénomènes de péritonite subaiguë.
Le 28, apparaît une inflammation du lobe droit du corps thyroïde.
Puis l'état de la malade devient de plus en plus mauvais. Le
liquide du kyste se reproduit rapidement. Le 20 mai, au soir, des
phénomènes graves de péritonite aiguë se montrent tout-à-coup
et la malade meurt le 21, à 2 heures du soir.

AUTOPSIE. — A l'ouverture du cadavre, on trouve une rupture
du kyste d'où est sortie une notable quantité de liquide séro-
purulent. La poche est uniloculaire ; elle s'est développée aux dépens de l'ovaire droit ; son pédicule est long et grêle. L'ovaire
gauche est sain. Les poumons sont sains, mais un peu congestionnés. Les reins sont légèrement amyloïdes (la lésion n'est pas
très-considérable). Le foie est petit, très-dur, de couleur jaune ;
. il a subi une dégénérescence amyloïde très-prononcée. En même
temps beaucoup de ses cellules sont graisseuses. Le corps thyroïde est congestionné ; les veines thyroïdiennes sont remplies
de sang coagulé.

OBSERVATION XIX. — *Tumeur énorme du scrotum. — Ablation
par le galvano-cautère. — Phlegmon sous-péritonéal. — Mort.
— Périhépatite ancienne et sclérose diffuse.* (Observation de
M. H. DURET, publiée dans : *Contribution à l'étude des tumeurs
du testicule*, par M. le Dr G. Nepveu, page 82, 2e édition, 1875).
Résumé.

Le nommé L. B..., Pierre, âgé de 54 ans, de Niort, entre à l'hôpital de la Pitié, salle Saint-Louis, service de M. le professeur
Verneuil, pour y être traité d'une énorme tumeur occupant les
bourses.
Pas d'antécédents dans la famille ; les parents sont morts, la

mère d'attaques nerveuses, le père d'un asthme. Les frères et les sœurs se portent bien. Il est marié et n'a pas eu d'enfants. Jusqu'ici pas de maladies graves. Il y a 7 ans, il a eu une cystite qui, après des alternatives diverses, devint chronique : elle dure encore aujourd'hui ; mais le malade n'y semble pas attacher grande importance.

Il y a six ans 1[2, une petite tumeur apparut à peu près vers la partie moyenne de l'aine gauche. D'abord grosse comme une noisette, mobile, indolente, elle fut traitée (sans intervention d'un médecin), par l'application d'un bandage qui fut porté pendant 4 ans. Elle prit un accroissement continuel malgré ou peut-être à cause du bandage, et en mai 1874, elle atteignit le volume du poing. Puis, rapidement, elle acquit les dimensions qu'on lui trouve actuellement.

La tumeur a la forme d'un gros ovoïde un peu resserré vers la partie moyenne. Elle commence à gauche au niveau de l'épine iliaque antérieure et supérieure et mesure 37 centimètres suivant sa plus grande longueur verticale et 27 centimètres pour le diamètre transversal. La plus grande circonférence transversale est de 77 centimètres environ.

La face antérieure présente deux bosselures volumineuses, une en haut, l'autre en bas. À l'extrémité supérieure droite du plus grand diamètre de la masse inférieure se voit une dépression, sorte d'ombilic formé par la peau du prépuce et au fond de laquelle on aperçoit le gland considérablement déprimé. Des veines nombreuses sillonnent la peau de cette masse inférieure.

A la palpation, on reconnaît que la masse principale très-dure est séparée des téguments superficiels par une couche peu épaisse du liquide. — La toux ne détermine pas une véritable impulsion. — Pas de transparence. La peau n'adhère nulle part à la tumeur : elle est œdématiée et comme éléphantiasique dans les régions déclives ; elle est en outre le siège de deux ulcérations superficielles qui se sont développées dans des points où antérieurement on avait pratiqué des ponctions exploratrices. Ces ponctions n'avaient donné aucun résultat. — Sous la peau on reconnaît le gland et la verge, et le testicule droit sain. Le testicule gauche a disparu.

M. Verneuil pratiqua l'extirpation de cette énorme tumeur à l'aide du galvano-cautère et du bistouri. Il tailla dans la peau qui recouvrait la tumeur un scrotum pour le testicule droit, et un fourreau pour la verge, et ferma la vaste plaie qui résulta de l'opération à l'aide de quelques points de suture entortillée. Deux gros tubes à drainage furent passés en croix, l'un de haut en bas, l'autre d'arrière en avant.

Dans la journée, le malade est dans un état satisfaisant ; il se plaint de souffrir uniquement de sa plaie. Aucune douleur ni dans le ventre, ni dans les reins. Le ventre n'est pas ballonné. T. à midi, 38°,4. Le soir 39°, 3.

16 *février*. T. M., 39°, 5. Le malade a reposé quelque peu cette nuit, grâce à l'opium, mais ce matin la soif est vive et la région inguinale, du côté opéré, est douloureuse. T. à midi, plus de 40°. T., S., à 39°. La douleur de la région inguinale s'étend maintenant de la largeur de la main ; le ventre paraît légèrement gonflé, mais il n'est pas douloureux à la pression ; envies de vomir. On prescrit de larges onctions d'onguent napolitain bella - doné, et un cataplasme froid et léger.

17 *février*. Deux vomissements dans la nuit : ce ne sont plus des vomissements alimentaires seulement, mais des vomissements verts porracés. Le ventre est plus ballonné, la douleur occupe tout le flanc droit. M. Verneuil enlève 2 ou 3 des points de suture supérieurs : le bout du cordon suppure légèrement. On arrosera fréquemment la partie supérieure avec de l'eau phéniquée pulvérisée. Un petit godet est formé par les téguments, et le cordon y plongera constamment comme dans un réservoir d'eau phéniquée. En même temps, on placera sur l'abdomen un large vésicatoire remontant au-dessus de l'ombilic. Calomel à doses fractionnées dans la journée.

T. : M., 38°,7 ; midi, 38°, 8 ; S., 38°, 9.

Le soir, le malade se plaint de hoquets fréquents.

19 *février*. Les hoquets sont de plus en plus fréquents et très-douloureux. Sans doute la péritonite atteint le diaphragme. On essaie encore de soulager le malade : un grand vésicatoire sur l'hypochondre droit ; potions calmantes narcotisées, etc. ; mais les vomissements continuent dans la journée et le malade meurt dans la nuit. T. : 38°, 9, 39°, 1, 39°, 9.

AUTOPSIE. — Toute la masse morbide a été enlevée : il n'y a pas de propagation de la dégénérescence dans l'abdomen. L'inflammation et la suppuration du bout sectionné du cordon génital ont été l'origine d'un phlegmon sous-péritonéal, qui, suivant le trajet des vaisseaux, a envahi toute la fosse iliaque. On trouve derrière elle, au-dessous de l'arcade de Fallope, une véritable poche purulente par décollement du feuillet péritonéal.

Le phlegmon iliaque s'est propagé au mésentère de l'S iliaque et du côlon ascendant, et en même temps au mésentère du petit intestin ; on trouve, en effet, des petits foyers purulents disséminés entre les deux feuillets de ce repli séreux ; il s'agit d'une péritonite spiroïde ascendante, qui a rampé dans le mésentère intestinal. Les circonvolutions intestinales elles-mêmes sont à peine congestionnées. Au niveau de la convergence des deux voies d'inflammations péritonéales, celle du mésentère du petit intestin, et celle du méso-côlon transverse, la péritonite s'est généralisée. Il y a une véritable inflammation exsudative du feuillet séreux de l'abdomen, de la face inférieure du foie et de la con-

cavité diaphragmatique. Des pseudo-membranes légères ont déterminé des adhérences. La surface convexe du foie est intime-
ment soudée au diaphragme. Pour enlever la glande, on est obligé
de couper le diaphragme près de ses insertions périphériques. Une
coupe verticale portant à la fois sur le diaphragme et le foie,
montre qu'une néo-membrane, *épaisse d'au moins 6 à 8 millimètres*, réunit ces deux organes. Il s'agit là d'une *périhépatite
ancienne. Le foie lui-même est très-volumineux et paraît être le
siége d'une sclérose diffuse* (1). Les poumons présentent seulement de la congestion et de la stase sanguine à leur face postérieure et à leur base.

La tumeur était un myxo-sarcôme. Un trait particulier était
le développement considérable des lymphatiques non-seulement dans la peau qui présente des aspérités volumineuses.
comme l'écorce d'orange, mais dans toutes les parties profondes de la tumeur.

OBSERVATION XX. — *Ostéosarcôme des os de la jambe. — Amputation. — Hémorrhagie au troisième jour. — Ligature de la
fémorale au-dessus de la plaie. — Gangrène du lambeau externe. Guérison* (Observation commune à mon excellent ami et
collègue F. Martinet et à moi. Résumé).

B... Jules, 19 ans, entre le 12 juillet 1875, dans le service de
M. le professeur Verneuil, à la Pitié, salle Saint-Louis, n° 12. Son
père est mort d'une affection aiguë de poitrine ; sa mère est bien
portante. Il y a 15 mois environ, une tumeur lui est survenue au
niveau de la malléole externe, tumeur qui s'est développée peu à
peu et s'est étendue derrière le tendon d'Achille. Il y a 10 mois
environ, le malade est venu voir M. Verneuil qui, en présence de
cette tumeur dure et peu volumineuse, pensa à un enchondrôme
et lui proposa d'entrer à l'hôpital. Il refusa et se mit à la recherche
de soins médicaux ; il employa des pommades, essaya des cures
internes, se fit masser par un rebouteur, et ne réussit qu'à aggraver sensiblement son mal. Il y a 5 mois environ, la tumeur prit
un accroissement plus rapide, et aujourd'hui elle est étendue aux
deux tiers inférieurs de la jambe : son poids approximatif doit
être de 15 à 20 livres. Cette masse est ulcérée en arrière et en
dehors ; la peau est adhérente à son niveau et altérée dans sa tex-

(1) J'ai examiné ce foie et j'ai trouvé que réellement il était le siége
d'une sclérose hypertrophique des plus nettes. — Je n'ai pas rencontré
l'altération des canaux biliaires signalée par mon ami Hanot dans son
excellente thèse. M. L.

ture : au-dessus se voient des varicosités veineuses et un empâtement assez prononcé. La cuisse a son volume normal; il existe cependant quelques ganglions suspects dans l'aine.

Le malade est d'une taille élevée et d'une constitution vigoureuse en apparence; il est cependant très-pâle, ce qui peut s'expliquer par sa profession : il est garçon de restaurant. Il nie tout excès de boisson. De temps en temps néanmoins, il a des vomissements bilieux le matin : ses digestions sont assez bonnes. Pas de douleurs dans l'hypochondre droit. Le foie paraît petit à la percussion. Pas de battements de cœur. Tousse un peu, mais ne crache pas. Vers l'angle inférieur de l'omoplate gauche, un peu de submatité circonscrite, au niveau de laquelle le murmure respiratoire est presque totalement aboli ; pas de frottements en ce point, mais perception facile des bruits du cœur par propagation. Les urines contiennent un dépôt assez abondant de ces matières salines de couleur rose que quelques auteurs attribuent à des lésions du foie; elles se colorent d'une teinte verte légère en présence de l'acide nitrique ; elles ne contiennent pas d'albumine

Le malade a des épistaxis peu abondantes le 16, le 18 et le 19 juillet. Ce jour-là, M. Verneuil pratique l'amputation de la jambe au lieu d'élection, avec deux lambeaux dont l'externe plus volumineux. La bande d'Esmark a été appliquée. Après la section du membre; hémorrhagie en nappe considérable; il faut faire près de 40 ligatures. Pour la tibio-péronière, 3 ligatures jetées successivement sur les bouts n'arrêtent pas le sang; il faut débrider du côté du creux poplité et lier l'artère comme au fond d'une plaie simple : le sang s'arrête enfin. Pansement ouaté.

Le 22 juillet, c'est-à-dire 3 jours après l'amputation, vers cinq heures du matin, le malade sentit son moignon mouillé par un liquide chaud et vit que son pansement était rouge : il y avait une hémorrhagie. A 8 heures, le malade fut porté à l'amphithéâtre, son pansement fut enlevé, et au moment où la plaie était mise à découvert, le sang jaillit violemment de la poplitée.— Ligature de la fémorale à l'anneau du troisième adducteur. — La plaie nouvelle et l'ancienne sont pansées à plat.

Le 23, on s'aperçoit que le lambeau externe du moignon commence à se sphacéler.

Le 25, la plaie de la cuisse a saigné : on craint une nouvelle hémorrhagie de la fémorale; mais en examinant soigneusement le fond, on voit qu'un petit vaisseau de la tunique externe a été seul coupé. La grosse ligature tient encore solidement.

Les jours suivants, tout va aussi bien que possible.

3 *août*.. Le lambeau gangrené se détache; il est gros comme une grosse orange et comprend tous les tissus, peau et muscles. La plaie commence seulement à bourgeonner.

17 *août*. Le malade va fort bien. Il a repris des couleurs et de la force; il ne souffre pas. La plaie fémorale bourgeonne très-

régulièrement; les bords de la plaie d'amputation commencent à se cicatriser. En octobre, le malade est sorti parfaitement guéri.

Les urines de ce malade ont été examinées quotidiennement depuis le 19 juillet, jour de l'amputation, jusqu'au 14 août. Pendant tout ce temps, elles ont donné avec le chloroforme la réaction suivante : après agitation, le chloroforme se déposait au fond de l'éprouvette et se divisait en deux couches, une inférieure plus ou moins épaisse, ayant une couleur variant du jaune franc au rouge orangé foncé en passant par des degrés intermédiaires (1), et une couche supérieure dont l'épaisseur était en raison inverse de la précédente, mais qui a toujours présenté une couleur plus opaque et moins intense que celle de la couche sous-jacente : de plus, elle consistait en une sorte d'émulsion crémeuse persistant pendant des semaines entières. Les urines ont contenu de l'albumine en petite quantité pendant quatre jours, les 1, 2, 3 et 4 août. A partir du 12 août, elles n'ont plus été colorées en jaune, et elles n'ont plus contenu d'albumine.

Je place ici une observation de M. Péronne, à cause de l'intéressante similitude qu'elle présente avec la précédente.

OBSERVATION XXI.—*Fracture compliquée de la jambe droite ; amputation au lieu d'élection; gangrène du lambeau antérieur; hémorrhagie; délirium tremens; attaques épileptiformes, fractures intercurrentes de la jambe gauche; accidents tétaniques.* Mort (2). (Obs. XIX de PÉRONNE. Thèse inaug. 1870, page 100.)

Jean-Baptiste N..., 49 ans, entre le 15 août 1868, dans le service de M. le professeur Verneuil, salle Saint-Augustin, n° 10 (Lariboisière).

Ce même jour, étant en état d'ivresse, il se fait une fracture compliquée de la jambe droite. L'amputation au lieu d'élection est immédiatement pratiquée. Au bout de quelques jours, *le lambeau antérieur se gangrène légèrement*, et le 22 août, l'interne de garde est appelé pour une *hémorrhagie* qui se fait par ce même lambeau; elle a lieu en deux endroits par petits jets faibles; l'écoulement du sang est peu abondant; il y a quelques caillots dans les interstices musculaires. Les urines examinées ne renferment ni sucre, ni albumine. Le même jour, le malade est pris de délirium tremens et d'attaques épileptiformes.

---

(1) Traitée par l'acide nitrique cette couche de chloroforme jauni a toujours pris une teinte vert émeraude des plus nettes.
(2) Observation de M. Laurent, interne du service.

1er *septembre*. Le malade se lève de son lit, tombe, et se fracture l'autre jambe où se trouvait une plaie contuse, en voie de guérison, et qui ne communique pas avec le foyer de la nouvelle fracture. On applique un appareil, mais bientôt on observe qu'à l'autre membre la plaie d'amputation se sèche. Il survient de la dysphagie, du trismus; le soir, un peu d'opisthotonos, et le malade meurt le 2 septembre.

A l'AUTOPSIE, pratiquée vingt-quatre heures après la mort, on ne trouve ni abcès métastatiques, ni phlébite. Il n'y a qu'un petit foyer purulent sous les jumeaux.

Le foie a subi la dégénérescence graisseuse, il ne renferme pas d'abcès.

OBSERVATION XXII. — *Métrite chronique et métro-péritonite.* — *Fongosités utérines.* — *Anasarque, ascite, œdème de la vulve et du vagin.* — *Extirpation des fongosités.* — *Mort par épuisement.* (Observation inédite communiquée par M. VERNEUIL.)

L'anasarque sans contr'indiquer absolument les opérations chirurgicales est certainement d'un très-mauvais augure, soit avant, soit après l'opération.

En effet ce symptôme dépend de trois conditions pathologiques qui toutes trois portent une grave atteinte aux fonctions organiques : 1º Maladies du cœur. — 2º Maladies des reins ; — 3º Maladies du foie.

La première et la seconde causes sont d'un diagnostic facile. Il n'en est pas de même de la troisième par suite de l'absence de signes spéciaux et pathognomoniques des maladies du foie. Cependant on peut la diagnostiquer par exclusion surtout dans les trois cas suivants : Suppurations prolongées chez les scrofuleux. — Cancer à la période cachectique. — Hémorrhagies prolongées et réitérées.

Dans tous les cas où j'ai fait l'autopsie de malades atteints d'anasarque sans affection rénale ou cardiaque, j'ai toujours trouvé jusqu'à présent le foie altéré, le plus souvent stéatosé; de sorte que maintenant je porte le diagnostic d'altération du foie avec une certaine assurance d'après ce seul symptôme et je déduis le pronostic en conséquence.

J'ai donné depuis plusieurs années des soins à une dame de province avec le docteur Warmont, de Chauny. Cette dame, grande, mince, extrêmement impressionnable et ayant éprouvé un chagrin immense et constant de la mort de son fils, vint me consulter en 1870 pour une métrorrhagie continuelle sans signes de cancer utérin. Je l'examinai maintes fois sans trouver autre chose qu'une immobilisation complète de la matrice comme s'il y avait eu métro-péritonite et adhérences. Le col relégué en arrière dans l'excavation sacrée était très-difficilement accessible même au toucher et en raison du degré très-prononcé d'anteversion et surtout de l'extrême étroitesse de la vulve et de la grande sensibilité à l'entrée, je ne pus jamais voir que la lèvre antérieure et à peine de temps à autre l'orifice même du museau de tanche.

L'utérus était un peu volumineux, ce que j'attribuai à de la métrite chronique ou de la péri-métrite, peut-être aussi à un certain degré de rétention menstruelle chronique par le fait de la mauvaise position de l'organe. Je rejettais l'idée d'un cancer parce que le col était sain, parce que le sang n'avait jamais eu la moindre odeur, pas plus que la leucorrhée entre les pertes, et que du reste l'état général n'annonçait nullement cette affection.

Plusieurs années se passèrent ainsi sans changement notable, lorsque dans l'été de 1874, faisant un nouvel examen, je reconnus distinctivement à l'hypogastre, au-dessus de la symphyse pubienne une saillie du volume du poing occupant le siége et représentant la forme de la matrice.

Lorsque j'opérai, le 15 septembre, voici quel était l'état général. — Pâleur extrême et teinte d'un jaune paille ; amaigrissement absolu des parties supérieures du corps ; ventre volumineux, œdème de la paroi abdominale, léger degré de tympanite au niveau de l'ombilic et de l'épigastre. Ascite très-appréciable ; certainement 2 ou 3 litres de liquide dans la cavité péritonéale, indolence à la partie supérieure et même à l'hypogastre; sensibilité très-vive, au contraire, dans la fosse iliaque gauche au niveau de l'ovaire. Les deux membres inférieurs sont extrêmement œdématiés au point de pouvoir être à peine fléchis et écartés. Œdème également des deux grandes lèvres et de la vulve.

On pouvait se demander s'il s'agissait d'une *phlegmatia alba dolens* double par suite d'une phlébite partie de l'appareil utéroovarique ou d'une anasarque sous-ombilicale par affection du foie.

J'adoptai la seconde hypothèse parce que il y avait de l'ascite, parce que on ne voyait pas de veines dilatées autour du bassin ni au bas de la paroi abdominale, parce que l'œdème était purement séreux, parce que il n'y avait pas eu de symptômes de thrombose aiguë du côté droit, et enfin parce que la septicémie relativement récente et les hémorrhagies très-prolongées me semblaient expliquer très-bien l'altération du foie.

J'étais, dans ces conditions, peu disposé à opérer. Pourtant je le fis. Je retirai par le râclage une énorme quantité de fongosités molles; sans aucun doute, des hypertrophies glandulaires de la face interne de l'utérus. Il s'écoula une assez grande quantité de sang. Les suites furent remarquablement bénignes. Mais si le pronostic immédiat fut autre que je ne l'avais craint, en revanche mes prévisions pour l'avenir se réalisèrent entièrement.

J'avais annoncé que l'œdème, l'ascite, l'anasarque ne diminueraient guère, que les fonctions iraient en déclinant et que peu à la malade s'affaiblirait jusqu'au moment ou éclaterait quelque complication subite : pleurésie, érysipèle, eschares, etc.

Dès le 14 octobre, M. Warmont m'annonçait que ce sombre pronostic était en train de s'accomplir et la mort survint peu de temps après.

Ceci est un exemple de mort lente après les opérations chez les hépatiques avancés. Aucun accident aigu ne se montre. Quelquefois même l'opération amène un soulagement et une amélioration passagère, mais bientôt la cachexie reprend le dessus et le malade meurt de ce qu'on appelle vaguement l'épuisement.

OBSERVATION XXIII. — *Luxation de l'épaule chez un hépatique. Abcès sous-deltoïdien. Infection purulente.* — (Observation adressée à la *Société de Chirurgie*, 7 juin 1876, par M. le Dr VENDRAND, médecin à Villers-Cotterets.)

M. Chap..., tailleur à Villers-Cotterets (Aisne), est un homme de 55 ans, taille moyenne, bien musclé, arthritique, hémorrhoïdaire, gras et anémique : dyspepsie habituelle entretenue par la vie sédentaire et des excès alcooliques : a perdu, il y a quelques années une fille de 16 ans phthisique tuberculeuse.

J'ai souvent eu occasion de lui donner des soins : 1° pour des rétentions d'urine nécessitant le cathétérisme survenant après des écarts de régime, et causées par des congestions de la prostate (toucher rectal) ; 2° pour des coliques hépatiques assez légères, n'ayant encore déterminé ni ictère, ni accidents sérieux.

En mars 1874, nouvelles attaques de coliques hépatiques ; elles sont, cette fois, d'une violence inouïe et cessent au bout de trois jours, laissant après elles un ictère intense avec fièvre (110 à 115 pulsations, ce qui est énorme, surtout pour un ictérique), températures excessives, langue sèche et brune, dépression profonde, état presque typhoïde. — Foie volumineux, débordant les côtes, douloureux à la pression, matité très-étendue. Pronostic des plus graves. Le docteur Marchand, de Soissons, constate avec moi une hépatite aiguë. Huit cautères en demi-ceinture sur la région malade, diète lactée, purgatifs répétés (calomel). Contre mon attente les symptômes s'amendent, les accidents infectieux dus à l'acholie ne se produisent pas, et la guérison survient assez vite pour que Chap... puisse reprendre ses travaux deux mois environ après le début des accidents. — Cependant le malade reste plus dyspeptique que jamais et garde une teinte subictérique; on peut le considérer comme ayant toujours un foie suspect.

Le 22 février 1875, Chap... en état d'ivresse, tombe et se luxe l'épaule gauche. Je le vois à peine une heure après sa chute : Luxation sous-caracoïdienne simple, sans phénomènes de compression. Réduction facile, sans grand déploiement de force, le blessé étant encore en résolution alcoolique. Jours suivants assez bons, sauf des douleurs persistantes dans le moignon de l'épaule : la région, d'ailleurs, a sa forme normale ; j'attribue ces douleurs secondaires à une sorte d'hypéresthésie qui n'est pas rare chez les buveurs, et je promets à Chap.... une prompte guérison.

Mars. Pas d'amélioration. Mouvements spontanés impossibles : ceux qu'on imprime au membre sont extrêmement douloureux. Douleurs sourdes dans toute la région, léger empâtement du moignon de l'épaule. L'humérus est pourtant bien en place.

Avril. Mauvais état général ; l'appétit se perd, les douleurs troublent le sommeil, le malade est triste et maigrit. Œdème de tout le membre supérieur gauche ; gonflement notable du moignon de l'épaule : fièvre avec exacerbations irrégulières, rebelles au sulfate de quinine : fluctuation profonde à la région deltoïdienne. — Je crois à une collection articulaire, et j'ouvre largement : pus sanieux mêlé de caillots noirâtres et de débris de tissu lamineux. — Exploration : l'articulation est intacte et dans ses rapports naturels ; le doigt parcourt sans obstacle toute la face profonde du deltoïde : la cavité anormale s'est creusée dans le tissu celluleux sous-deltoïdien, et paraît se mouler exactement sur la forme du muscle. Trois tubes à drainage introduits par la plaie, vont ressortir chacun à l'un des angles de ce foyer triangulaire : le premier vers le bec coracoïdien, le second vers le bord externe de l'omoplate, le dernier vers l'empreinte deltoïdienne. Lavages répétés avec alcool phéniqué. Toniques analeptiques. Potion alcoolique, etc.

Mai. Légère amélioration pendant les premiers jours de mai. Suppuration abondante, douleurs apaisées ; l'œdème du membre diminue et le malade s'alimente. Cette période de repos est courte : la fièvre reparaît et l'appétit se perd ; face altérée, petits frissons vers le soir, douleurs et œdème du membre, les bourgeons charnus de la plaie pâlissent et se sèchent. Pesanteur au périnée et au rectum ; la défécation provoque des douleurs insupportables ; la miction devient impossible, il faut avoir recours au cathétérisme. Le toucher rectal révèle une prostate énorme et fluctuante. Cet abcès, probablement métastatique, s'ouvre quelques jours après et la miction redevient libre. A partir de ce moment (milieu du mois de mai), l'état du malade va s'aggravant : langue sèche, dure et noirâtre ; refus des aliments, diarrhée séreuse qui s'écoule involontairement ; œdème des membres inférieurs, sueurs profuses.

Juin. Eschares au sacrum et à l'épitrochlée du bras gauche ;

— 45 —

subdélirium, collapsus profond ; mort le 5 juin, un peu plus de trois mois après la luxation.

L'observation qui suit a trop de rapports avec la précédente pour n'être pas placée à côté d'elle.

Observation XXIV. — *Infection purulente d'origine interne*, par M. Lemaistre, interne des hôpitaux de Paris. (*Bulletin de la Société anatomique*, 1873, page 151.)

B..., François, 32 ans, garçon d'hôtel, est entré dans le service de M. le professeur Verneuil, à la Pitié, dans les premiers jours du mois de décembre 1872 (salle Saint-Louis, n° 12).

Ce malade venait de faire une chute sur l'épaule droite, qui avait produit une luxation sous-coracoïdienne. M. Verneuil réduisit très-facilement cette luxation et le malade quitta l'hôpital quelques jours après son accident.

27 *décembre* 1872. Il revint dans le service de M. le professeur Verneuil. L'articulation qui avait été le siége de la luxation, n'offrait aucune tuméfaction, mais les mouvements étaient très-douloureux. L'articulation fémoro-tibiale gauche était légèrement gonflée et douloureuse, au toucher ou pendant les mouvements. L'auscultation du cœur fit entendre un soufflé au premier temps à la base. En outre, le malade avait de la fièvre ; la langue était sèche, le faciès typhique. En présence de ces symptômes, M. Verneuil crut à une endocardite ulcéreuse. Un œdème douloureux de la jambe gauche survenu subitement, sembla même confirmer ce diagnostic.

Dès le 10 janvier, la température, presque normale le matin, montait chaque soir à près de 40° et souvent même dépassait cette haute température. Quelques jours plus tard, nous reconnûmes l'existence d'un abcès à la partie interne du bras gauche, et d'une énorme collection qui communiquait avec l'articulation du genou. L'articulation scapulo-humérale droite était toujours dans le même état ; cependant le deltoïde était atrophié. Il ne fut plus douteux que l'on eût affaire à une infection purulente, mais il fut impossible à M. Verneuil de préciser exactement son point de départ.

Le malade avait été pris quelques jours après son entrée d'une diarrhée incoercible. Elle résista à tous les traitements. Enfin, le malade s'affaiblit de plus en plus ; des troubles respiratoires vinrent encore aggraver son état ; les phénomènes typhiques s'accentuèrent davantage. Il succomba le 2 février.

A l'autopsie, nous avons trouvé les lésions suivantes : 1° Au bras un abcès sous-cutané situé au-dessus de l'épitrochlée ; les vaisseaux, sains, étaient en dehors de l'abcès ; 2° A la cuisse, une énorme collection purulente soulevant le triceps et communiquant avec l'articulation dont les cartilages étaient normaux. Pas de caillot dans la veine fémorale ; 3° A la réunion des neuvième et dixième côtes avec leurs cartilages, un petit abcès. Pendant la vie, le malade avait, en cet endroit, accusé de la douleur ; 4° Le poumon gauche était congestionné ; le poumon droit était occupé dans toute sa hauteur en arrière par une pneumonie au deuxième degré et même au troisième degré par place ; 5° Le cœur ne présentait aucune lésion. *Le foie était gras ;* 6° Dans le gros intestin on trouvait une très-grande quantité d'ulcérations; 7° L'articulation scapulo-humérale droite présentait des lésions curieuses à plus d'un titre. La bourse séreuse sous-acromiale était pleine de pus et communiquait largement avec l'articulation par une déchirure siégeant à la partie supérieure de la capsule. L'articulation aussi contenait du pus. Ses cartilages d'encroûtement ne présentaient aucune lésion. Entre l'omoplate et le muscle sous-scapulaire existait un abcès situé en arrière du tendon de ce muscle.

OBSERVATION XXV. — *Tumeur du testicule avec hydrocéle vaginale. — Deux ponctions évacuatrices. — Castration. — Erysipèle. — Mort. — Foie volumineux, gras.* (Observation inédite communiquée par mon ami M. MAUNOURY, interne des hôpitaux.)

P..., Eugène, 43 ans, employé, entré le 2 février 1876 à la Pitié, salle Saint-Louis n° 2, service de M. le professeur VERNEUIL.

Bien portant autrefois. A eu une chaude-pisse il y a longtemps, mais jamais de chancres, ni de maux de gorge, ni de taches sur la peau. A l'âge de 17 ans, a eu des oreillons et, à leur suite, une orchite double : le testicule droit s'atrophia. Depuis quatre ou cinq ans, il a commencé à remarquer que son testicule gauche devenait bosselé, dur, irrégulier et plus volumineux, tout cela sans douleurs. La tuméfaction se faisait lentement avec accompagnement de tiraillements au niveau de l'aine.

En juillet 1874, il s'est fait un épanchement liquide dans la tunique vaginale. Depuis, la tumeur a pris un développement plus rapide. Il y a cinq à six mois, quelques douleurs, peu intenses d'ailleurs, dans la tumeur.

Le 11 décembre dernier, un médecin fit une ponction et retira un verre et demi d'un liquide jaune, limpide, semblable à de l'urine. Mais il resta une grosseur après la ponction.

Le liquide s'étant reproduit, le malade, il y a quinze jours, consulta M. Verneuil qui prescrivit l'iodure de potassium et le protoïodure de mercure.

Etat actuel. — Malade un peu maigre (c'est son état habituel), jouissant d'un bon appétit. Il porte une tumeur scrotale gauche, grosse comme le poing, régulière, ovoïde, terminée en pointe inférieurement ; elle est le siége de quelques douleurs lancinantes qui reviennent de temps en temps et comme par accès ; elle est fluctuante et simule une hydrocèle malgré l'absence de transparence. Derrière l'épanchement, il existe une tumeur de consistance ligneuse, à surface irrégulière, bosselée, située tout-à-fait sous la peau en arrière, mais séparée de la peau en avant par le liquide qu'il faut refouler pour la sentir ; son diamètre vertical est le plus considérable ; elle touche par son extrémité inférieure le point le plus déclive des bourses. A droite de la tumeur, on sent sur sa paroi le testicule droit très-notablement atrophié.

Le diagnostic présentant certaines difficultés, le malade est maintenu en observation simple pendant quelque temps, et soumis au traitement anti-syphilitique.

16 *février*. Tumeur à peu près aussi volumineuse, me semble plutôt avoir légèrement augmenté. Pas de douleurs. Le malade prend toujours le protoïodure de mercure et l'iodure de potassium.

21 *février*. Pas de changements bien appréciables dans la tumeur. On fait aujourd'hui une ponction dans la vaginale d'où l'on retire 500 grammes d'un liquide citrin et limpide. Après l'évacuation de ce liquide, on sent qu'il est resté une tumeur solide, à peu près grosse comme le poing ; mais le malade dit nettement que lorsqu'on fit la première ponction, la masse solide qui persiste encore était notablement plus grosse que maintenant. Cette masse est de consistance ligneuse, comme bilobée (testicule et épididyme), bosselée, avec des mamelons plus petits vers la partie supérieure, indolente spontanément et à la pression. En avant, on trouve une petite tumeur fluctuante grosse comme une noix, évidemment un kyste. Du côté droit, on sent le testicule sain et sensible à la pression, mais très-petit. Intégrité complète du cordon.

22 *février*. Le liquide se reproduit dans la tunique vaginale.

2 *mars*. On commence à faire très-régulièrement chaque jour des frictions mercurielles dans les régions inguinales droite et gauche.

5 *mars*. Un peu d'angine ; rougeur des gencives. On cesse le traitement interne, mais on continue les frictions d'onguent mercuriel.

7 *mars*. Le liquide s'est reproduit. Cette nuit, il a eu quelques élancements dans la verge. Un peu de difficulté à uriner.

18 *mars*. On fait une ponction, et l'on retire 550 grammes de liquide citrin transparent. On constate ensuite que la tumeur solide a conservé ses caractères, mais qu'elle a notablement augmenté. On se décide à faire la castration.

22 *mars* L'opération est pratiquée par le bistouri. — Pansement de Lister. La tumeur est un sarcôme fasciculé. Dans la soirée, le malade a eu quelques frissonnements et un vomissement peu

abondant (chloroforme ?) Pas de fièvre, pas de céphalalgie. Quelques picotements dans la plaie, mais pas de douleurs. Langue un peu blanche.

23 *mars*. Le malade n'a pas dormi cette nuit ; il a été un peu agité. A vomi un peu ce matin. N'a pas souffert de sa plaie. Le pansement de Lister est complétement défait, on le remplace par le pansement à plat, gaze et charpie phéniquées, tout en laissant les tubes à drainages dans la plaie.

24 *mars*. Pas de sommeil. Ce matin est un peu agité, parle avec animation et apparence de contentement forcé comme cela arrive si souvent chez les opérés. Dit ne pas souffrir. Les bourses sont un peu rouges et gonflées ; la plaie suppure assez abondamment, mais le pus est mal lié, semi-liquide. On enlève 2 points de suture en haut et en bas. Cataplasmes, injections d'eau phéniquée.

Soir : Toujours air d'animation voulue. Uu peu de céphalalgie. A eu des nausées et a vomi un peu de bile. Pas de frissons. Pas de douleurs. Inappétence. Langue blanche. Garde-robe grâce à un lavement.

25 *mars*. Ce matin a encore vomi un peu. Pas de douleurs, ni de frissons. Léger gonflement quelque peu douloureux de la région inguinale droite. Traînée rougeâtre le long et au-dessus de l'arcade crurale droite. Pas de céphalalgie. Anorexie. Pas d'œdème des jambes. Conjonctives un peu jaunes. Les sutures sont coupées.

26 *mars*. N'a pas eu de sommeil la nuit précédente ; a souffert de sa plaie ce matin, agitation et loquacité presque délirante. Pas de toux, ni de frissons. Langue blanche. Rougeur érysipélateuse s'étend à toute la moitié inférieure et droite de l'abdomen.

Soir. Même état. Pas de frissons. L'érysipèle s'étend à droite ; il a fait gonfler beaucoup les bourses.

27 *mars*. Pas de sommeil. Bourses moins tendues et moins gonflées. Purgation.

Soir. Face jaune légèrement verdâtre. Pas de frissons. Langue blanche, Parle avec animation et air de contentement forcé.

28 *mars*. Les bourses sont un peu dégonflées. Face légèrement jaunâtre. Pas de matières colorantes ni d'albumine dans l'urine. Plaques gangréneuses sur les bourses.

29 *mars*. Face très-altérée, blême. Rien à la percussion ni à l'auscultation de la poitrine : le malade cependant est très-oppressé. L'érysipèle s'étend vers le thorax et la cuisse droite : çà et là quelques phlyctènes noirâtres. Pas de frissons. Mort.

Autopsie faite par M. Nepveu. Rien aux poumons ni aux plèvres. Rien dans les reins. Près du hile du rein gauche, tumeur ganglionnaire marronnée, grosse comme une orange. Foie avec taches noires à la surface : sur la section, plaques violacées ressemblant un peu à des *angiomes* mais dans d'autres points ramollis. L'organe est *très-volumineux* et *graisseux*. Le testicule droit est très-atrophié.

OBSERVATION XXVI. — *Ostéite du tarse.* — *Amputation de la jambe au lieu d'élection.* (Observation inédite due à l'extrême obligeance de M. LEBEC, interne du service.)

C.... Théophile, 34 ans, sculpteur, entré dans la salle St-Antoine, n° 27, à l'Hôtel-Dieu, service de M. GUÉRIN. Le père et la mère du malade sont vivants et jouissent d'une bonne santé. Il a trois sœurs et deux frères ; personne, dans sa famille, n'a de maladies des os, ni de maladies de poitrine. Pendant son enfance le malade a toujours été d'une bonne santé. Il eut quelques accidents : à 9 ans, une voiture légèrement chargée lui passa sur le ventre ; on craignit une rupture de la vessie, mais rien ne se produisit ; à 15 ans, il fit une chute sans gravité sur le sacrum. A 20 ans, il fut pris par le service militaire et resta 6 ans dans l'artillerie de la marine. Il fit une campagne de 18 mois, à Terre-Neuve, dont il n'eut pas beaucoup à souffrir. Après son licenciement, il revint à Paris qu'il n'a pas quitté depuis. A la suite du siége, il eut une pleurésie dont il guérit facilement. Il dit n'avoir jamais eu de chancre, mais une chaude-pisse avec orchite, en 1871 ; il fut soigné de cela à l'hôpital du Midi.

La maladie actuelle a débuté en 1872. Dans le commencement, il sentait une gêne, une douleur légère quand il avait beaucoup marché, et ne pouvait rester debout. Les douleurs se montrèrent d'abord sous la malléole interne, puis du côté opposé. Pendant l'hiver de 1872, il fut obligé de s'aliter ; on le traita par des applications locales de teinture d'iode. Un médecin diagnostiqua une arthrite pouvant passer à l'état de tumeur blanche. Il resta 7 à 8 mois au lit avec des vésicatoires. Jusqu'en 1875, il alla de mieux en mieux.

Au mois d'octobre 1875, les douleurs reparurent, un abcès se forma au-dessus de la malléole interne, s'ouvrit et laissa couler de la sérosité, mais peu de pus. Plus tard, il s'en ouvrit un second un peu au-dessus du premier : c'est celui qui est ouvert au moment où le malade arrive à l'hôpital.

C'est un homme de taille élevée, pâle, lymphatique, mais bien musclé. Il ne tousse pas. Il s'est beaucoup fatigué pendant le siége de Paris. Le pied droit est gonflé modérément dans la région tarso-métatarsiènne : le gonflement commence au niveau de la base des malléoles, pour se continuer jusqu'aux articulations médio-tarsiennes. Sur la malléole interne, la peau est violacée, et soulevée par une masse presque fluctuante, peu douloureuse, au point culminant de laquelle est une ouverture fistuleuse. Un stylet introduit par cet orifice se dirige vers le sommet du tarse sur une longueur de 3 centimètres environ. Mais nulle part on ne tombe sur les os ni sur des fongosités articulaires. Sous la malléole externe il existe une tuméfaction moins considérable ; la peau est un peu rougeâtre en ce point. Les mouvements de flexion du pied sur la jambe (articulation tibio-tarsienne) sont possibles, mais non douloureux. Les articulations médio-tarsiennes sont prises, les mouvements y sont limités et un peu douloureux. Le métatarse est indemne. Le tibia et le péroné sont atteints à la partie inférieure.

13 *mai.* Les abcès du dos du pied sont plus volumineux. Les os du bas de la jambe sont gonflés et douloureux. Comme il n'y a pas de guérison à espérer, on décide l'amputation pour le 15 mai.

15 *mai.* Amputation de la jambe au lieu d'élection supérieur. On est obligé de faire un grand nombre de ligatures, le malade ne perd pas une grande quantité de sang, malgré qu'il paraisse hémophilique. Pansement ouaté, T. M., 37° 6; S., 38° 5; P., 72.

Examen du pied coupé. La peau est soulevée par une fusée purulente qui communique avec une seconde qui passe entre les muscles antérieurs de la jambe et monte à 6 centimètres au-dessus des malléoles. Les muscles n'ont rien à noter. Le tissu cellulaire est devenu lardacé sur le trajet de la fusée purulente. On trouve une ostéite simple des os, ostéite qui sur le tibia remonte jusqu'à une petite distance du point sectionné. A la coupe, on remarque que le tissu compact est resorbé et remplacé par du tissu spongieux contenant une grande quantité de graisse. En effet, il est jaune et huileux. Le péroné est atteint au niveau de la malléole, mais moins profondément. Le scaphoïde est transformé en une coque mince, que remplit une masse jaune huileuse, sans consistance, renfermant des travées de tissu osseux aréolaire et n'ayant aucune consistance. Le calcanéum présente au milieu un noyau, gros comme une petite amande, rouge foncé mais non vineux. C'est la périphérie du noyau qui est plutôt rouge; le centre est grisâtre. Il ne forme pas séquestre : c'est un point d'ostéite rouge. L'astragale est plus jaune et plus huileux qu'à l'état ordinaire. Les cunéiformes et le cuboïde sont beaucoup moins malades. C'est à peine si l'on trouve les cartilages des articulations médio-tarsiennes atteints par l'inflammation.

16 *mai.* Le malade souffre de son moignon. Vers 6 heures du matin, du sang a commencé à traverser l'appareil; on le défait. La quantité de sang perdu est de plus d'un verre environ. Le moignon est tendu et très-douloureux. On donne du chloroforme, que l'on continue pendant 1 heure 1/2 environ. Les sutures sont défaites. La cavité du moignon est remplie de gros caillots fort adhérents aux muscles dont on ne peut les détacher qu'après de longs lavages à l'eau. Une artère du volume de la péronière et située dans les jumeaux est ouverte, le fil placé hier étant tombé, on la lie de nouveau et, le sang sortant abondamment par des vaisseaux vraiment capillaires, on est contraint d'en lier successivement *trente* environ. L'opération dure deux heures et fatigue

beaucoup le malade. Dans la journée, vomissements continuels. Le malade n'a pourtant rien bu. Potion de Rivière. Potion de Todd que le malade supporte difficilement. T.: M., 38°, 8; S., 38°, 4. P.: M., 102; S., 106.

17 *mai*. Même état général mauvais. Peu de réaction fébrile, insomnie. Le malade ne prend rien, il vomit constamment. Il ne souffre pas de son moignon. T.: M., 38°, 2; S., 38°, 6. P.: M., 100; S., 112.

18 *mai*. Nuit sans sommeil. Encore des vomissements. Le malade ne prend qu'un peu de bouillon aux herbes. Il ne supporte pas le rhum. Il a eu un peu froid pendant son deuxième pansement. T.: M., 38°, 2; S., 37°, 2. P.: M., 96; S., 100.

19 *mai*. Insomnie. Les vomissements ont diminué. Le malade se plaint de difficulté à respirer. En arrière et à gauche on entend à l'auscultation de la poitrine la respiration moins forte qu'à l'état normal. Peau chaude. Sueurs. Selle abondante. T.: M., 38°, 8; S., 38°, 5. P.: M., 118; S., 128.

20 *mai*. Même état. Sommeil interrompu par des cauchemars fréquents. Respiration plus pénible. Peau couverte de sueurs. Vésicatoire sur la poitrine à gauche. T.: M., 38°, 2; S., 39° 6. P.: M., 100; S., 120.

21 *mai*. Mauvaise nuit. Le pansement ouaté est traversé par du sang qui a déjà une odeur fétide. Pouls petit et fréquent. Malade affaibli, souffre de sa plaie. On lui fait prendre un petit verre de rhum qu'il trouve bon. Il avale un bouillon et se trouve mieux. Le vésicatoire n'a pas encore bien pris. T., 38°, P. 104. A 11 heures, le malade est pris de délire; il avale d'un seul trait 12 centilitres de vin de Bagnols, s'agite, puis tombe en syncope. Des frictions énergiques le font revenir à lui au bout de quelques minutes. Mais il reste dans un état comateux et succombe à midi sans présenter de phénomène important à noter.

Autopsie, 40 heures après la mort. Cerveau sain. Poumons congestionnés peu fortement. Rien au cœur. Foie, petit; pèse 1,100 grammes seulement (ce qui est peu, car le sujet mesure 1 mètre 775); il a une teinte feuille-morte pâle; il est lisse et nullement granuleux. La capsule de Glisson se détache comme d'un foie ordinaire. A la coupe, il offre une résistance particulière au couteau. Il est facile de reconnaître qu'il est *manifestement gras*. Rien à noter dans les autres viscères.

Moignon. En détachant les sutures on voit que la cavité du cône est pleine de caillots noirs de date récente. Du reste, il y a du sang dans le pansement. Les muscles des lambeaux sont en partie putréfiés et verts, quoique la mort ne remonte qu'à 40 heures et que la température ambiante soit modérée. En découvrant le moignon, on constate que les ligatures ont toutes bien tenu et que le sang a dû couler en nappe. Dans les artères tibiales antérieure et postérieure et dans la péronière, il n'existe que de petits caillots rouges sans adhérences à l'artère, sans consistance, sans noyau fibrineux au .centre. Leur volume est à peine le tiers du calibre du vaisseau. Ils ont un petit prolongement filiforme très- tenu. Il est évident qu'à la chute de la ligature, une hémorrhagie se serait produite par défaut d'oblitération des artères. Or, il faut noter que l'amputation remonte à sept jours et que, par conséquent, le caillot obturateur aurait dû être déjà formé.

Examen histologique du foie, par M. Longuet, chef de laboratoire à l'Hôtel-Dieu. A l'état frais, le râclage d'un petit fragment du foie donne une sorte de bouillie graisseuse au milieu de laquelle on trouve quelques cellules hépatiques complètes. Ces cellules ont toutes subi une dégénérescence graisseuse des plus marquée. Leur volume a diminué considérablement, leur noyau est atrophié, très-granuleux, et le protoplasma contient de fines granulations graisseuses en grande quantité (éther et chloroforme).

Sur des coupes pratiquées après durcissement dans l'acide picrique, la gomme et l'alcool à 36°, on voit que les îlots hépatiques conservent leur forme, mais semblent très-petits. La dégénérescence graisseuse affecte *toutes* les cellules presque sans exception, mais cette dégénérescence est beaucoup plus marquée à la périphérie du lobule et au centre, autour de la veine afférente. Le tissu conjonctif périlobulaire n'est pas hypertrophié. Les canaux biliaires sont atrophiés, leur calibre a diminué de près de moitié. C'est un type de dégénérescence granulo-graisseuse.

Observation XXVII. — *Eraflure légère de la jambe droite, suivie de phlegmon érysipélateux et de lymphangite grave chez un sujet ayant pour seul antécédent pathologique connu des épistaxis. — Influence hépatique présumée. — Epistaxis nouvelles. — Amélioration momentanée. — Aggravation des symptômes. — Etat adynamique. — Hémorrhagie veineuse. — Anasarque. — Mort. — Autopsie : Cirrhose typique ; hypertrophie considérable de la rate; splénisation du lobe inférieur du poumon droit.* (Observation inédite rédigée par M. Meriquand, et communiquée par M. Verneuil.)

W.... Henri, âgé de 44 ans, entré le 27 juin 1876, dans le service de M. le professeur Verneuil, salle Saint-Louis n° 33, raconte que le 19 courant, il s'érafla légèrement la jambe droite en montant sur le tramway de Saint-Cloud. Malgré la bénignité apparente de la blessure, des accidents inflammatoires graves éclataient dès le lendemain dans la jambe blessée. Elle devenait rouge, douloureuse, et se tuméfiait considérablement. Il se déclara une fièvre intense. — L'état du malade allant toujours s'aggravant, il est transporté à l'hôpital de la Pitié. Immédiatement, M. le professeur Verneuil recherche dans une influence de milieu, dans un état pathologique antérieur, dans la constitution du sujet, la raison des symptômes graves qu'il présente.

Cet homme possède une certaine aisance : il habitait il y a encore un an Bar-le-Duc où régnaient selon lui les fièvres intermittentes ; mais cette assertion est controuvée. *Il se défend absolument de toute habitude alcoolique* et de toute maladie antérieure. Jamais d'ictère, de fièvre intermittente, ni de troubles du côté des voies urinaires. — Il déclare toutefois avoir eu une première fois, il y a 6 ans, des épistaxis très-rebelles qui se sont renouvelées depuis lors chaque année avec une intensité plus ou moins grande à l'époque des chaleurs. — Avec l'accident, les épistaxis se sont réveillées ; le 19 juin en effet, le 21 et le 23, il s'est fait spontanément par les narines un écoulement de sang assez abondant.

Etat actuel. Il est des plus graves. Ce qui frappe d'abord chez ce malade, c'est la coloration subictérique de la face ; les conjonctives aussi sont jaunes. La stupeur est profonde, le regard fixe, la parole saccadée et brève : pas de délire toutefois : la langue est sèche, la soif vive, la peau brûlante : la température à midi n'est cependant qu'à 38°. Le ventre est ballonné mais indolent ; la pression exercée au niveau des reins n'éveille aucune douleur. — Le malade a eu 3 selles dans la matinée ; mais il n'a pas de vomissements ni de nausées. — Les caillots qui obstruent la narine droite et la présence du sang au milieu des crachats témoignent que les épistaxis persistent toujours.

L'état local n'est guère plus rassurant que l'état général. Le pied et la jambe droites sont tuméfiés, rouges et présentent l'aspect du phlegmon érysipélateux : la jambe est excoriée très-superficiellement en plusieurs endroits, plus profondément en d'autres : ces lésions siègent surtout sur la face interne et la face postérieure Deux larges traînées de lymphangite, de couleur rouge sombre, se dessinent sur la face interne de la cuisse et remontent jusqu'au pli de l'aine. — T. S., 38°, 8.

28 *juin*. Localement, M. Verneuil prescrit des cataplasmes et des onctions d'onguent napolitain, à l'exclusion de toute intervention chirurgicale : à l'intérieur, la potion de Todd, et, se plaçant momentanément dans l'hypothèse du paludisme, le sulfate de quinine à la dose de 1 gr. avec de la limonade citrique en quantité considérable comme moyen adjuvant. T. : M. 37°, 3 ; midi 38° ; S. 39°.

29 *juin*. Dès le lendemain, cette médication avait porté ses fruits. La coloration de la face était meilleure, et la stupeur avait fait place à un sentiment de contentement et de bien-être. La jambe n'était pas aussi rouge, et la lymphangite n'avait pas fait de progrès. — L'examen des urines pratiqué par M. Longuet, démontre l'existence d'une notable quantité de matières colorantes biliaires. — La rate présente un volume considérable. T. : M. 37°, 2; Midi, 37°, 2 ; S. 38°.

30 *juin*. T. : M. : 37°, 6 ; S. 37°,6.

1er *juillet*. T. : M. 36°. 4 ; Midi 37°, 4; S. 38°, 2.

2 *juillet*. T. : M. 36°, 4 : Midi 37°, 2 ; S. 37°, 8.

3 *juillet*. Pendant les trois jours précédents, le pronostic était devenu relativement favorable: un seul symptôme inquiétant avait persisté, les crachats sanguinolents. Aujourd'hui, l'aggravation des phénomènes locaux est sensible. On remarque çà et là de petites eschares dont quelques-unes sont voisines de la malléole interne et communiquent avec des nappes purulentes sous-cutanées. T. : M. 37°: Midi, 38° ; S. 37°.

4 *juillet*. Quelques-unes des eschares tombent, et il se fait, par des ouvertures du diamètre d'une pièce de 2 francs, une suppuration assez abondante. T. : M. 36°, 2 ; Midi, 37°, 4 ; S. 38°, 2.

5 *juillet*. Dans la soirée, sans cause connue, les pansements ayant toujours été faits avec beaucoup de précautions, survient au niveau d'une des plaies, *une hémorrhagie veineuse abondante* qui est arrêtée par la compression et qui ne peut être mise que sur le compte d'une maladie constitutionnelle. T.: M., 36°,8 ; midi 37°,4 ; S., 37°,2.

6 *juillet*. Œdème notable des membres inférieurs, à tel point que le doigt peut déprimer la peau au niveau des. malléoles sur une profondeur de 1 centimètre. T.: M. 37°,4 ; midi, 37°,8 ; S., 39°.

7 *juillet*. Les téguments de la paroi abdominale sont blafards et œdèmatiés : l'augmentation du volume du ventre est considérable. Il existe de l'ascite. Le diagnostic d'une affection latente du foie est confirmée. T.: M. 38°,2 ; midi, 38°,6 ; S. 39°.

8 *juillet*. T.: M., midi et S., 38°.

9 *juillet*. T.: M., 37° ; midi, 37°,6 ; S., 38°,4.

10 *juillet*. T.: M , 37°,6 ; midi, 38°,4 ; S , 39°,6.

11 *juillet*. T.: M., 38°,3 ; midi et S., 39°,2.

12 *juillet*. T.: M., 39° ; S. 39°,4.

Pendant ces cinq jours, les symptômes se sont aggravés ; les eschares se sont agrandies en surface et en profondeur. Il s'est formé de vastes décollements avec gangrène de la peau, qui ont mis à nu le jumeau interne. L'amaigrissement a fait de rapides progrès. La respiration est devenue anxieuse, la voix éteinte.

L'œdème est resté stationnaire aux membres inférieurs ; à l'abdomen il n'a jamais été assez considérable pour masquer la circulation collatérale. La fluctuation ascitique a pu être perçue. Les crachats ont été toujours sanguinolents.

13 *juillet*. Au soir, M. Maunoury, interne du service, constate à la base du poumon droit de la matité et du souffle tubaire. T.: M., 38,6 ; S., 38°8.

14 *juillet*. T.: M., 38°6. Mort à 8 heures et demie.

Autopsie, 15 juillet, matin. Léger épanchement ascitique dans la cavité péritonéale.

La rate a triplé de volume, mais n'a rien perdu de son aspect ordinaire : elle pèse 530 grammes.

Le foie présente le type le plus complet de la cirrhose : il n'a pas sensiblement diminué de volume et son poids est de 1450 gr. (1). Il ne s'affaisse pas sur la table et présente une coloration jaunâtre uniforme. Sa surface est recouverte d'un nombre considérable de mamelons, du volume d'un pois supportant eux-mêmes des mamelons plus petits. Il est très-dur à la coupe.

En quelque endroit qu'on le sectionne, on aperçoit une multitude de granulations jaunâtres, les unes de la grosseur d'un grain de millet, les autres plus petites, constituant de nombreux îlots, tantôt très-rapprochés les uns des autres, tantôt séparés au contraire par du tissu conjonctif de nouvelle formation.

Le cœur est intact. — Les reins sont sains, mais congestionnés.

Le lobe inférieur du poumon droit au niveau duquel on avait perçu pendant la vie de la matité et du souffle tubaire est splénisé, de couleur lie de vin ; il ne crépite plus et surnage incomplétement. La plèvre ne présente aucune altération.

J'aurais pu ajouter aux observations qui précèdent beaucoup d'autres faits, car les lésions hépatiques sont extrêmement fréquentes. Tous les anatomo-pathologistes et les cliniciens savent, en effet, qu'il est bien rare de trouver à l'autopsie un foie absolument sain.

Les altérations anciennes ou récentes, totales ou partielles, se rencontrent à chaque instant : tantôt elles ont été prévues et diagnostiquées pendant la vie, tantôt elles ont été seulement soupçonnées, tantôt complétement méconnues.

Mais, dans la plupart des cas, on trouve concurremment avec le traumatisme et les maladies du foie, des lésions concomittantes affectant d'autres organes importants, le cerveau, le poumon, le cœur, les reins, etc. ; et alors il est bien difficile de faire la part de ce qui revient à l'un ou à l'autre. Etant donné, par exemple, un cas de dégénérescence graisseuse complète du foie et des reins, et un noyau de pneumonie, peut-on affirmer que les accidents observés pendant la vie et que

---

(1) Probablement cirrhose hypertrophique.

la mort elle-même soient dus à la lésion hépatique, rénale
ou pulmonaire ? Cela est sinon impossible, tout au moins ex-
trêmemant délicat.

Cette difficulté extrême du diagnostic rétrospectif est certainement une des causes pour lesquelles la pathologie générale chirurgicale est si peu avancée, car en chirurgie, les
lésions locales et les lésions générales se compliquent bien
souvent les unes par les autres.

Pour éviter les contestations, j'ai dû écarter tous les cas
douteux, tous les cas dans lesquels il existait des lésions
multiples.

Dans les observations qui font la base de ce travail, le foie
SEUL a donc été trouvé malade.

Avant de parler des lésions hépatiques qui m'arrêteront
peut-être un peu longuement, il me paraît indispensable, de
donner un résumé, une sorte de vue d'ensemble des observations précédentes. Aussi vais-je indiquer rapidement quels
ont été : les traumatismes subis par les malades, les opérations nécessitées par ces traumatismes ou les opérations pratiquées dans un but thérapeutique d'un autre ordre, les accidents survenus dans la marche des traumatismes spontanés
ou opératoires, la durée et la terminaison de ces accidents,
enfin, les lésions hépatiques trouvées à l'autopsie.

Grâce à ce tableau, il me sera beaucoup plus aisé de poser
les conclusions auxquelles je dois arriver par la suite.

I

NATURE DES TRAUMATISMES ET OPÉRATIONS NÉCESSITÉES PAR CES
TRAUMATISMES.

Les traumatismes sont d'ordre très-divers. Je me contente
d'en faire l'énumération rapide.

Broiement de l'extrémité inférieure du fémur par une balle ;
amputation de la cuisse : obs. II.

Fracture de jambe avec plaie ; résection des fragments supérieurs du tibia et du péroné : obs. IV.

Hématocèle traumatique dans un sac herniaire ; ponction obs. V.

Fracture bi-malléolaire avec plaie au niveau de la malléole externe : obs. VI.

Fracture simple des os de la jambe : obs. VII.

Fracture compliquée de la jambe ; amputation de la cuisse : obs. VIII.

Fracture de côtes : obs. IX.

Petite plaie ancienne au niveau de la malléole interne de la jambe gauche : obs. X.

Fracture du tibia avec plaie communiquante : obs. XI et XXI.

Broiement du membre inférieur : amputation de la cuisse : obs. XIII.

Arthrite traumatique consécutive à une chute légère : obs. XVII.

Luxation de l'épaule : obs. XXIII et XXIV.

Eraflure légère de la jambe : obs. XXVII.

On peut voir, d'après cette liste, que sur les 15 traumatismes mentionnés, 4 seulement doivent être considérés comme graves par eux-mêmes. Les 11 autres sont relativement bénins, et parmi ces derniers, il en est même qui n'ont aucune espèce d'importance au point de vue pathologique.

II

MALADIES CHIRURGICALES SPONTANÉES ET OPÉRATIONS PRATIQUÉES DANS UN BUT THÉRAPEUTIQUE.

Ce sont :

Ponction d'ascite ; obs. I.

Anthrax de la lèvre supérieure ; obs. III.

Hernie étranglée ; kélotomie ; obs. XII.

Hypertrophie graisseuse du muscle droit antérieur à la cuisse ; exérèse incomplète ; obs. XIV.

Abcès de la paroi abdominale déterminé par des calculs biliaires ; obs. XV.

Epithélioma du pied ; désarticulation des 4e et 5e métatarsiens ; obs. XVI.

Kyste de l'ovaire traité par les injections iodées ; obs. XVIII.

Tumeur du scrotum ; ablation à l'aide du galvano-cautère ; obs. XIX.

Ostéo-sarcôme de la jambe. Amputation de la jambe au lieu d'élection ; obs. XX.

Métrite ; fongosités ; extirpation des fongosités ; obs. XXII.

Tumeur du testicule ; castration ; obs. XXV.

Ostéite du tarse ; amputation de la jambe au tiers inférieur ; obs. XXVI.

Serai-je taxé de témérité ou accusé d'inexactitude si j'avance que, dans la très-grande majorité des cas, les maladies chirurgicales analogues à celles ci-dessus énumérées et les opérations pratiquées pour en débarrasser les malades ne présentent rien de bien extraordinaire, et guérissent sans donner lieu à des accidents redoutables ? J'en appelle à nos auteurs classiques, à la statistique et aux souvenirs personnels des chirurgiens expérimentés.

Et cependant toutes ces maladies et tous les traumatismes rapportés dans le paragraphe précédent, *un seul excepté*, se sont terminés par la mort.

III

COMPLICATIONS DES TRAUMATISMES ET DES MALADIES SPONTANÉES.

Les complications survenues dans le cours des traumatismes accidentels ou opératoires peuvent être rangées sous plusieurs chefs.

1° *Hémorrhagie*. Elle est fréquente puisqu'on la trouve signalée dans 12 observations, sur 27.

Elle est : artérielle, 9 fois ; veineuse, une fois, obs. XXVII, capillaire, deux fois, obs. I et V.

Tantôt elle est locale, tantôt elle est symptomatique d'un état général grave. L'hémorrhagie locale est observée 8 fois : quatre fois elle est unique, c'est-à-dire qu'elle ne s'est pas reproduite, obs. I, IV, XX, XXI ; deux fois elle est multiple ou répétée, obs. II et XXVI, une fois elle est foudroyante, obs. IV ; une fois elle est imminente et n'est pour ainsi dire prévenue que par la mort, obs. VIII.

Dans deux cas, l'hémorrhagie locale nécessite la ligature de la fémorale à l'anneau ; cette ligature réussit dans l'obs. XX tandis qu'elle n'empêche pas la mort par hémorrhagie foudroyante dans l'obs. IV.

Enfin, symptomatique d'un état général mauvais, l'hémorrhagie se montre deux fois sous forme d'épistaxis, obs. XX et XXVII ; et deux fois sous forme d'hémorrhagie intestinale ; obs. IX et XVIII.

2° *Gangrène d'un lambeau*. Cette complication est survenue dans les obs. XX et XXI. La maladie dans le premier cas s'est terminée heureusement ; dans le second cas, le malade a succombé ;

3° *Troubles des organes digestifs*. Ils sont souvent observés et se traduisent : 5 fois par des vomissements bilieux ; 3 fois par de l'ictère, 2 fois par de l'ascite ; une fois par des coliques hépatiques ;

4° *Troubles cérébraux*. Trois fois on note du délire, une fois du coma ? et deux fois une syncope mortelle ;

5° *Inflammations diffuses de la peau et du tissu conjonctif sous-cutané*. Elles se traduisent : par la lymphangite simple ou l'angioleucite phlegmoneuse, le phlegmon diffus plus ou moins étendu, plus ou moins grave, l'érysipèle simple ou phlegmoneux. Elles sont notées dans six observations ; obs. VI, VIII, X, XVII, XXV, XXVII ;

6° *Suppurations locales*. A part deux ou trois cas, elles sont mentionnées partout ;

7° *Infections générales*. L'infection purulente aiguë, rapide est consignée dans les obs. II (4 jours) ; III (5 jours), VI (10 jours), VIII 3 (jours), XVII (28 jours), et XXVII (25 jours) ;

Les observations VII, X, XIV, XVIII, XXII, XXIII, XXIV, sont des exemples d'accidents infectieux plus lentement développés.

8° Je signale à titre de simple rareté pathologique, la rétention d'urine qu'a présenté pendant 36 heures un malade auquel M. Després avait fait la ponction d'un abcès de la paroi abdominale, obs. XV.

IV

DURÉE ET TERMINAISON DES TRAUMATISMES ACCIDENTELS OU OPÉRATOIRES.

A l'exception de l'homme dont l'histoire est rapportée dans l'observation XX, tous les malades sont morts.

Il est important de faire remarquer que la terminaison fatale est survenue en général très-rapidement ; puisque sur 27 cas, on peut voir quinze fois que les accidents ultimes ont emporté les malades en moins de 10 jours. Les obs. I, III, IV, VIII, XI, XII, XIII, XIX entr'autres sont intéressantes à ce point de vue.

V

LÉSIONS TROUVÉES A L'AUTOPSIE.

Les lésions trouvées à l'autopsie portent toutes sur le foie. Si, dans quelques observations, on signale des altérations pathologiques siégeant sur d'autres organes, le poumon, le rein, le cerveau, etc., ces altérations sont minimes et peuvent être complétement négligées. A elles seules, elles ne suffisent certainement pas soit à rendre compte des accidents survenus pendant la vie, soit à expliquer le mécanisme de la mort.

Voyons alors quelles sont les lésions hépatiques observées.

J'étudierai successivement, en procédant par ordre de fréquence : la stéatose, les lésions du tissu conjonctif du foie, la dégénérescence amyloïde, la lithiase biliaire, les lésions vasculaires, les lésions non-déterminées.

1° *Stéatose*. La stéatose du foie a été certainement l'altération pathologique la plus fréquemment observée.

La question de savoir dans quelle mesure il faut rendre la stéatose hépatique responsable des accidents survenus pendant la vie sera discutée plus loin. Je ne traiterai pour le moment que le point de vue purement anatomo-pathologique.

Les auteurs auxquels ont été empruntées la plupart des observations que j'ai rapportées, ont négligé de faire l'étude approfondie de la lésion du foie trouvée à l'autopsie. Ils se sont contentés d'écrire : le foie est gras..., il existe une dégénérescence graisseuse du foie..., il y a stéatose du foie, etc. Mais ils n'ont pas fait un examen histologique complet, et ils n'ont pas indiqué suffisamment ni la *quantité* ni la *qualité* de la lésion, si je puis m'exprimer ainsi.

Cela cependant mérite d'être pris en très-sérieuse considération et présente une grande importance.

Il résulte de recherches toutes modernes (1) que les cellules du foie peuvent se présenter sous deux états gras tout à fait distincts. Tantôt, la cellule est distendue par une seule gouttelette de graisse qui refoule le protoplasma cellulaire dans tous les sens et s'en enveloppe. Le noyau, *non altéré*,

---

(1) Voir : FRERICHS. *Traité des maladies du foie*, 1866 ; DE SINÉTY *De l'état du foie chez les femelles en lactation*, Thèse inaug. 1873. CHARCOT. Cours professé à la Faculté de médecine et publié dans le *Progrès médical* de 1873 ; CORNIL ET RANVIER. *Manuel d'Anatomie pathologique*, 3° fascicule, 1876, p. 875 et 928.

est refoulé aussi contre la paroi de la cellule à laquelle il s'accole. L'élément essentiel de l'organe hépatique représente alors exactement la cellule caractéristique du tissu adipeux tel qu'on le trouve répandu dans tous les points de l'économie.

Tantôt au contraire, la cellule conserve son volume et presque sa forme normale ; mais le protoplasma est remplacé par un nombre variable de granulations graisseuses plus ou moins volumineuses, plus ou moins réfringentes ; et le noyau *altéré et granuleux*, reste à sa place, au centre de l'élément.

Ces deux manières d'être de la cellule devenue grasse, doivent être soigneusement séparées l'une de l'autre parce qu'elles sont le résultat de deux processus absolument différents. La première, ou infiltration graisseuse simple est physiologique ; la seconde ou dégénérescence graisseuse est pathologique. L'une se trouve chez les individus parfaitement sains ; l'autre est l'indice d'un trouble profond des fonctions hépatiques.

L'*infiltration graisseuse* ou accumulation de la graisse dans les cellules du foie se produit chaque fois que le sang veineux contient des matières grasses en plus grande quantité qu'à l'état ordinaire, lorsque par exemple des aliments gras sont introduits dans le tube digestif : c'est la stéatose alimentaire. Elle se produit aussi dans certaines conditions particulières, sur lesquelles je n'ai pas à insister longuement, car elles sont bien connues : grossesse, lactation, troubles accidentels des phénomènes respiratoires, etc., etc. Mais il faut bien savoir que, dans toutes ces circonstances, l'accumulation de la graisse au centre des cellules du foie est transitoire et non pas permanente ; et que les cellules infiltrées par la graisse peuvent éliminer la matière qu'elles contiennent, reprendre leur forme normale, et remplir de nouveau leurs fonctions physiologiques, comme si elles n'avaient jamais subi de métamorphoses. L'organisme n'est pas affecté par de semblables modifications, puisque l'organe biliaire lui-même n'en souffre pas.

Mais les choses se passent d'une façon bien différente dans la *dégénérescence* graisseuse. Ce n'est plus une infiltration, ce n'est plus le mélange d'une substance accidentellement ajoutée à une autre substance que l'on observe, c'est une véritable transformation du protoplasma.

La transformation chimique du protoplasma devient un fait des plus importants quoiqu'il n'ait rien de spécial. Elle se produit en effet au sein de tous les éléments du corps, dès l'instant où ils perdent la vie qui leur est propre ; d'après une loi parfaitement et depuis longtemps connue.

Dès lors, la cellule du foie qui a subi la dégénérescence graisseuse est une cellule perdue au point de vue fonctionnel, elle ne peut plus, comme la cellule infiltrée, se débarrasser de la graisse qu'elle contient et reprendre ses qualités premières ; elle est morte ; elle n'est plus qu'un cadavre de cellule qui peut parfois rester indéfiniment dans cet état, ou qui, plus probablement, est résorbé à son tour et rejeté au dehors.

Lorsqu'une semblable lésion porte sur un certain nombre des cellules du foie, il est facile de comprendre combien la fonction hépatique sera troublée et combien pourra être modifié secondairement l'organisme entier.

Il est bien regrettable que les observateurs n'aient pas fait l'étude histologique complète des foies gras trouvés à l'autopsie, afin de savoir si les cellules avaient subi l'une ou l'autre des modifications qui viennent d'être signalées. Pour ma part, j'ai pratiqué cet examen pour les observations XVII, XVIII, XXV, XXVI et j'ai reconnu dans tous ces cas la dégénérescence graisseuse et non l'infiltration. Le foie décrit dans l'observation XXVI peut être considéré comme un type du genre.

2° *Lésions du tissu conjonctif du foie.* Après la stéatose viennent par ordre de fréquence, (1) les lésions chroniques

---

(1) 12 fois sur 27 observations.

du tissu conjonctif du foie, cirrhose et péri-hépatite. Nous avons vu que la dégénérescence graisseuse portait sur l'élément fondamental de la glande ; la cirrhose et la péri-hépatite ont pour point de départ un des éléments accessoires.

Mais s'il existe entre ces deux espèces d'altérations une différence anatomique notable, au point de vue du trouble apporté dans la fonction on peut leur attribuer une valeur à peu près égale. Le foie qui est atteint de l'une ou de l'autre perd la plupart de ses propriétés.

Les lésions du tissu conjonctif du foie signalées dans les faits que j'ai empruntés et celles que j'ai pu observer par moi-même, ne méritent pas une description détaillée. Elles n'ont rien présenté de particulier.

Une seule remarque offre, peut-être, quelqu'intérêt. Sur les 12 cas de lésions du tissu conjonctif, la péri-hépatite est signalée trois fois. Je note ce point en passant ; j'y reviendrai plus loin lorsque, dans le courant de cette thèse, je traiterai des moyens de reconnaître les lésions hépatiques qui souvent ne se trahissent par aucune perturbation apparente des grandes fonctions.

3° *Dégénérescence amyloïde.* — Tous les chirurgiens et plus particulièrement ceux qui sont attachés à des hôpitaux d'enfants, admettent que la dégénérescence amyloïde est fréquente et qu'elle s'observe surtout dans les cas de suppurations osseuses prolongées. Dans ces derniers temps cependant, cette lésion viscérale semble avoir diminué de fréquence, ainsi que M. Lannelongue le disait récemment à la Société de chirurgie. Cela tient-il à ce que l'amylose tend véritablement à disparaître sous l'influence de l'application d'une hygiène mieux entendue, ou plutôt à ce que, le diagnostic anatomique des lésions organiques se perfectionnant tous les jours, on ne regarde plus comme atteints de dégénérescence amyloïde, des viscères que l'on considérait autrefois comme affectés de la maladie en question ? Je l'ignore. Toujours est-il que le fait est vrai : et pour ne parler que du foie, on peut dire que l'amylose s'y rencontre rarement, comparativement à la stéatose et à la cirrhose.

1° Un des caractères de l'amylose est la généralisation. « La » dégénérescence cérumineuse, dit Frerichs (1), ne se ren- » contre presque jamais isolément dans le foie ; on l'observe, » pour ainsi dire sans exception en même temps dans d'au- » tres organes, surtout dans la rate et les veines, souvent » aussi dans les glandes lymphatiques et la muqueuse intes- » tinale. » Il faut ajouter : le poumon, le cerveau et le cœur.

2° De plus, il est rare que la dégénérescence amyloïde soit isolée dans les organes qu'elle affectionne : « On doit regar- » der comme un fait acquis que la néphrite parenchymateuse » et la dégénération graisseuse du foie précèdent et com- » pliquent la dégénérescence amyloïde de ces viscères (Cor- » nil) (2) ; »

Les deux considérations qui précèdent expliquent pourquoi je n'ai cité dans mes observations qu'un seul cas d'amylose, observation XIII ; car je me suis imposé la règle de ne prendre que des cas dans lesquels le foie seul pouvait être accusé d'avoir produit les accidents observés pendant la vie. Et encore l'observation visée n'est-elle pas parfaite, puisqu'il y est dit que les reins étaient légèrement touchés.

4° *Calculs biliaires.* — La présence des calculs biliaires dans la vésicule doit-elle être considérée comme une lésion hépatique ? Je n'hésite pas à répondre par l'affirmative.

Il est vrai que nous savons fort peu de choses sur le mode de formation de ces calculs, sur les troubles physiologiques dont ils sont l'expression, sur l'action pathogénique qu'ils exercent vis-à-vis du foie ; il est vrai aussi que ces calculs ne donnent pas toujours lieu à des accidents locaux ou géné- raux, qu'ils peuvent rester indéfiniment dans le vésicule sans

---

(1) FRERICHS, loc. cit., page 428.
(2) *Dictionnaire encyclopédique des sciences médicales.* Article *Amy- loïde,* tome IV, page 45.

trahir leur présence : cependant, il faut considérer leur existence comme un phénomène d'ordre pathologique, puisqu'à
l'état normal, on ne trouve jamais les éléments de la bile
sous forme cristalline.

Aux observations XV et XXIII rapportées plus haut, pages
28 et 43, j'ajouterai les deux faits suivants :

OBSERVATION XXVIII. — *Cancer du sein.* — *Ablation.* — *Ery-*
sipèle. — *Mort au* 10° *jour de l'opération.* — *Gros calcul dans*
la vésicule biliaire. (Observation inédite communiquée par mon
ami, M. MAUNOURY, interne des hôpitaux.)

R.... Elisabeth, 55 ans, marchande de vins, entrée le 27 avril
1876 à la Pitié, salle St-Augustin n° 3, service de M. le professeur VERNEUIL.

Père mort à 70 ans : mère morte à 77 ans. S'est toujours très-
bien portée. — A eu trois enfants, tous très-bien portants ; n'en
a nourri aucun. N'a pas reçu de coup dans le sein. — Le 15 février dernier, a remarqué qu'elle avait quelques gerçures au sein
gauche et une petite induration en dehors du mamelon. — Ne souf-
frait nullement. — On appliqua des pommades et des cataplasmes qui ne produisirent aucun effet. — La tumeur continua à
grossir sans s'accompagner de douleurs. — La santé générale n'a
subi aucune atteinte. — Pas d'amaigrissement.

Etat actuel. — Bonne santé générale. — La tumeur du sein est
grosse comme le poing, dure, hémisphérique, mobile sur les tissus profonds : la peau qui la recouvre n'est pas ulcérée mais adhérente en plusieurs points. — Indolence complète. — Pas de ganglions tuméfiés.

Opération le 1er *mai.* — La tumeur est circonscrite par une incision circulaire et disséquée jusqu'au grand pectoral qui n'est
pas atteint. — Nombreuses ligatures. — Pansement avec gaze et
charpie. — La tumeur est un squirrhe.

Soir : pas de vomissements, pas de céphalalgie ; la malade a
pris un bouillon. T., 37°, 9.

2 mai. — La nuit a été bonne. — Aucune douleur du côté de la
plaie. — Langue épaisse, jaune. — Face subictérique. — Scléroti-
ques un peu jaunes. — Le matin, pouls à 100. T. M., 38° 5 ; S.,
38°, 5.

3 mai T. M., 38° ; S., 39°, 2.

4 mai T. M., 38°, 8 ; S., 38°, 9.

5 mai T. : M., 38° 6 ; S., 38° 5.

6 mai. — Pas de céphalalgie. — Pas de douleur locale. — Pas
de frisson. — Ce matin, vomissements. — Face un peu jaune, fa-

tiguée, langue blanche. — Appétit conservé. — Purgée avant-hier, elle a été à la selle hier. — T.; M., 40° ; S., 39° 5.

7 *mai*. — Anorexie, quelques envies de vomir. — Langue un peu sèche. — Pas de céphalalgie. — Pas de frissons. — Pas de douleurs à la plaie. — Sueurs abondantes. — Figure jaune et fatiguée. — Légère rougeur autour de la plaie. — T. M., 39°, 8. — Le soir, rougeur érysipélateuse légère, mais très-nette.

8 *mai*. — Etat saburral des voies digestives. — Pas de frissons. — Pas d'agitation. — La rougeur s'étend. Julep avec 4 gr. d'alcoolature d'aconit. — Limonade vineuse. — T.; M., 40° ; S., 39° 8.

9 *mai*. — T.; M., 39° 8 ; S., 40°, 2.

10 *mai*. — Subdelirium, figure abattue. M. Verneuil ausculte les poumons et entend du souffle tubaire à la base du côté gauche. T.; M., 39° 9; S., 40° 8. Mort dans la soirée.

AUTOPSIE. — Reins sains. — Foie d'apparence saine ; *énorme calcul unique dans la vésicule biliaire.*— Rien à la rate. — Pas de ganglions cancéreux dans l'abdomen. — Vessie distendue par l'urine. — Pneumonie au 1er degré dans le lobe inférieur du poumon gauche. — Le tissu en ce point est violacé, non crépitant, va au fond de l'eau (épreuve docimasique).

OBSERVATION XXIX. — FAMÉCHON : *Contribution à l'étude de la courbe thermométrique de quelques fièvres traumatiques.*—(Thèse inaugurale, Paris 1876, page 60.) Résumé de l'observation.

Femme de 32 ans, entrée à l'hôpital St-Charles de Nancy, salle Notre-Dame n° 9, le 9 septembre 1873. — Tumeur fibro-plastique du maxilliaire inférieur. — Résection de la branche gauche de l'os, le 24 septembre. — Phlegmon le 4 octobre. — Mort le 14 octobre.

A l'AUTOPSIE. — Phlébite suppurée ; pleurésie purulente ; plusieurs abcès métastatiques dans les poumons. — Rien aux organes abdominaux ; le foie paraît sain ; la vésicule renferme *trois calculs* assez volumineux.

Je reviendrai plus loin sur ces observations à un autre point de vue.

5° *Lésions des vaisseaux.*— Les lésions des vaisseaux du foie peuvent être consécutives ou primitives. Les premières s'observent assez fréquemment : elles sont liées aux dégénérescences des éléments fondamentaux ou accessoires, stéatose, cirrhose, périhépatite, amylose, etc. Les secondes sont au contraire rares, et habituellement, quand elles existent, elles réagissent d'une manière quelconque sur les éléments glandulaires au milieu desquels elles se sont développées.

Les lésions isolées du système circulatoire du foie étant exceptionnelles, il n'est pas étonnant que je n'en puisse signaler qu'un cas, observation XXV, un angiôme hépatique.

Et encore l'exemple n'est-il pas concluant, je l'avoue. parce que le diagnostic anatomique n'est pas rigoureusement établi et que, de plus, il existe en même temps une stéatose considérable.

6° *Lésions non déterminées.* — Dans deux cas, observations XXII et XXIII, l'autopsie n'a pas été faite ; les lésions du foie n'ont pas été vues, mais il est impossible de nier leur existence : la lecture des deux observations ne permet pas le doute. Il y avait cirrhose dans l'observation XXII et lithiase biliaire dans l'observation XXIII.

En somme, stéatose (dégénérescence et non pas infiltration graisseuse), cirrhose, périhépatite, lithiase biliaire ; telles sont les lésions hépatiques principales que l'on trouve dans les observations que j'ai rassemblées.

CHAPITRE III.

Influence des lésions chroniques du foie sur la marche du traumatisme.

Le tableau clinique précédent, qui est un résumé succinct des observations que j'ai rassemblées, a été fait dans le but de bien mettre en relief trois points principaux, savoir :

1° Dans la plupart des cas, les blessés ont subi un traumatisme modéré ;

2° Les complications survenues à l'occasion du traumatisme ont, au contraire, présenté une gravité considérable, puisqu'elles se sont toujours terminées par la mort (une seule fois exceptée) ;

3° Dans tous les cas, l'autopsie a démontré l'existence de lésions profondes, anciennes et isolées du foie.

Rapprochant, d'un côté, ces trois ordres de faits les uns des autres, et considérant, d'un autre côté, certaines lois de pathologie générale trop connues pour que j'aie à les énumérer ici, suis-je en droit de conclure que les lésions hépatiques doivent être considérées comme la cause déterminante des accidents du traumatisme ? — Pour ma part, et je suis d'accord en cela avec M. Verneuil, je le crois très-fermement.

Mais, en présence d'un sujet encore peu étudié et peu connu, une simple affirmation ne saurait suffire ; il me paraît donc indispensable d'entrer dans quelques développements à ce propos.

J'indiquerai et je discuterai plus loin les raisons qui me conduisent à défendre cette idée, que les maladies du foie exercent une grande influence sur la marche des traumatismes, mais auparavant je désire donner un aperçu rapide de l'état actuel de nos connaissances sur la physiologie normale et pathologique de la glande hépatique. La discussion ne pourra qu'y gagner, je l'espère du moins, en clarté et en précision.

I. Rôle physiologique du foie.

Je n'ai pas l'intention de faire la physiologie du foie tout entière ; cela m'entraînerait trop loin, et aussi n'aurait pas sa raison d'être. Mon but est simplement de rappeler les points principaux, anciennement connus ou récemment étudiés, qui se rapportent à la sécrétion biliaire, à la glycogénie, à l'hématopoïèse, à la formation de l'urée, — laissant dans l'ombre le mécanisme des sécrétions hépatiques, l'action de la bile dans l'acte digestif, la circulation du sang dans le foie, etc. — Je montrerai par là quelle part immense est dévolue au foie dans l'accomplissement régulier des fonctions organiques.

1° *Sécrétion de la bile.* — Le foie est un organe éliminateur par excellence ; à ce titre il exerce une action indiscutable sur les modifications que subit le sang, et, par conséquent, sur la nutrition.

Pour démontrer cette action, je n'ai qu'à dire un mot sur chacune des principales substances soustraites au sang par le foie : ces substances se trouvent toutes dans la bile.

A. *Cholestérine.* — La cholestérine était appelée autrefois la graisse de la bile et classée comme telle dans la série des corps gras. Aujourd'hui, les chimistes, et parmi eux M. Berthelot, la considèrent comme un alcool.

Elle existe dans la bile, en petite quantité il est vrai, mais normalement et constamment. Elle y est maintenue à l'état de dissolution par les acides biliaires. Aussi chaque fois qu'on la trouve à l'état concret (lithiase biliaire), peut-on dire que les acides biliaires ont subi une altération chimique quelconque.

Est-elle secrétée ou simplement éliminée par le foie ? Cette question a été résolue par A. Flint dont l'opinion est actuellement adoptée par les physiologistes. Il résulte des travaux de cet auteur que le foie *élimine* la cholestérine produite par la désassimilation de la substance nerveuse.

L'action de la cholestérine sur l'organisme est encore mal connue. On ignore également quels sont les troubles causés par son absence ou son accumulation dans le sang.

On sait toutefois qu'elle constitue à elle seule la majeure partie des calculs biliaires.

B. *Pigments biliaires*. — La biliverdine, la bilifrasine, la bilihumine et les autres pigments similaires sont dérivés de la bilirubine qui est la matière colorante de la bile par excellence.

La bilirubine est une substance azotée. Comme la cholestérine, elle est maintenue dissoute dans la bile par les acides biliaires ; mais à l'inverse de la cholestérine, on peut la considérer comme un produit de sécrétion du foie.

A l'état normal on ne la trouve pas dans le sang.

Il est probable qu'elle dérive de la matière colorante du sang (Robin et Verdeil), et qu'elle est séparée par les cellules hépatiques, puisque le microscope permet de la voir à l'état cristallin au milieu du protoplasma cellulaire.

La bilirubine et ses dérivés semblent ne jouer qu'un rôle effacé.

Au point de vue clinique, le passage de ces matières colorantes dans le sang, puis dans tous les liquides de l'organisme est l'indice précieux d'une lésion hépatique certaine.

C. *Sels biliaires*. — D'après Robin, la bile contient :

Taurocholate ou choléate de soude (biline), 56,5 à 106,0 p. 1,000,

Glycocholate ou cholate de soude, traces.

D'après Frerichs et Gorup-Bésanez, les sels d'acides biliaires entrent pour 82 millièmes dans la composition de la bile.

Les sels biliaires sont de beaucoup les substances les plus importantes parmi celles qui constituent la bile, et cela au point de vue physiologique et au point de vue pathologique.

Ils sont le résultat de la combinaison de la soude avec deux acides bien différents, l'acide taurocholique et l'acide glycocholique (taurocholate de soude, et glycocholate de soude).

Ces deux acides sont eux-mêmes des produits de combinaison. Le premier, acide taurocholique, est formé d'acide cholique ou cholalique et de taurine ; le second, acide glyco-cholique, est formé d'acide cholique et de glycocolle.

Le glycocolle, la taurine, les acides cholique, taurocholique, glycocholique, les sels taurocholate et glycocholate de soude peuvent se rencontrer dans les liquides normaux (l'urine principalement) ou anormaux de l'économie, soit isolés, soit à l'état de combinaison. Il importe donc beaucoup au médecin de savoir les reconnaître sous toutes leurs formes, car leur présence doit nécessairement attirer l'attention sur la fonction hépatique.

Les acides biliaires se forment certainement dans le foie, puisqu'on ne les trouve jamais dans le sang normal, mais on ignore aux dépens de quels éléments ils prennent naissance.

Si leur origine est mal connue et prête encore à la discussion, il n'en est plus de même de leurs propriétés physiologiques et spécialement de leur action sur les éléments figurés du sang. On sait, en effet, d'une manière absolument certaine que les acides biliaires dissolvent énergiquement les globules rouges et les globules blancs. Il est facile d'en faire l'expérience. Quand on met du sang dans un mélange contenant de 10 à 15 pour 0[0 de bile ou de sels biliaires, les globules rouges et les leucocytes disparaissent complétement sans laisser de traces. Avec des solutions plus faibles, les globules sont seulement décomposés, et l'on peut ainsi obtenir l'hémoglobine isolée sous forme de cristaux.

Les acides biliaires, en dehors de leur action dissolvante, doivent être aussi regardés comme éminemment toxiques. Injectés dans le sang en certaine quantité, ils tuent rapidement les animaux : à doses moindres, ils déterminent des troubles variés qui portent plus spécialement sur le système circulatoire et sur le système nerveux.

Ce qui vient d'être dit des sels ou des acides biliaires s'applique nécessairement à la Bile complète, puisque ce liquide tire précisément ses propriétés principales de ce qu'il contient les sels ou acides ci-dessus mentionnés. J'insiste tout particulièrement sur ce point, car il est d'une importance extrême pour l'étude de la question qui m'occupe.

D. — *Autres substances éliminées.* Outre les produits dont je viens de parler, la bile contient d'autres substances qui ont été séparées du liquide sanguin par le foie. Elles n'ont qu'une importance secondaire, aussi me suffira- t-il de les énumérer. Ce sont : le chlorure de sodium, des phosphates de soude, de potasse, de chaux, de magnésie, de fer, de la graisse en petite quantité, et enfin un peu de sucre et d'albumine.

Ainsi le foie enlève au sang une grande quantité de principes divers : il élimine directement les uns sans leur faire subir de transformation, et retient momentanément les autres pour les transformer en des produits nouveaux, lesquels à leur tour ou bien disparaissent sans avoir été utilisés ou bien prennent aussi une part active dans les actes organiques.

Exemple : rôle de la bile dans la digestion.

D'après les travaux récents, la bile versée dans l'intestin a des usages multiples.

1° Par ses sels alcalins, elle neutralise le chyme ;

2º Elle émulsionne les graisses (action limitée).

3º Elle favorise les mouvements de l'intestin ;

4º Elle empêche la putréfaction des substances contenues dans le tube intestinal ;

5º Elle sert à renouveler le revêtement épithélial de l'intestin, revêtement qui s'use à chaque digestion (théorie de Küss).

6º Les animaux auxquels on pratique des fistules biliaires maigrissent rapidement et meurent dans le marasme (opinion controversée).

Ceci étant posé, il est bien évident que, quand le foie perd ses propriétés éliminatrices et secrétoires d'une façon ou d'une autre, complétement ou en partie seulement, il doit nécessairement se produire des troubles dans la composition du sang et l'accomplissement de l'acte digestif. Voilà un premier point bien établi.

2º *Glycogénie hépatique*. C'est à Magendie que l'on doit la découverte de l'existence du sucre dans le sang normal : c'est M. C. Bernard qui a, le premier, montré le rôle du foie dans la production de ce sucre. Cet illustre physiologiste a trouvé en 1848 que les veines hépatiques contiennent du sucre tandis que le sang de la veine porte n'en contient pas ou à peine. En 1855, il a démontré que le sucre se forme dans le foie aux dépens d'une matière spéciale, le glycogène.

Le glycogène, au point de vue chimique, est analogue à l'amidon ; il jouit de propriétés semblables ; il se colore en rouge acajou en présence de la teinture d'iode, et se transforme en dextrine et en glycose quand on fait agir sur lui la diastase salivaire et le suc pancréatique.

La quantité de glycose est au maximum quelques heures après l'alimentation, elle diminue par le fait de l'inanition et peut même disparaître complétement. Après la mort on ne le retrouve plus, car il se transforme très-rapidement en sucre.

On sait peu de chose encore sur l'origine exacte du glycogène du foie : il est probable qu'il se forme surtout aux dépens des aliments.

En effet, l'ingestion des matières sucrées augmente la quantité de glycogène du foie. Il en est de même de certaines matières grasses et entr'autres de la glycérine. Enfin, les matières albuminoïdes, la gélatine surtout, produisent le même résultat.

A propos de la fabrication du glycogène, M. Cl. Bernard a fait une remarque très-intéressante.

Ayant injecté dans la veine jugulaire d'un chien une solution de glycose, il a vu que le sucre passait dans les urines, tandis que la même substance injectée dans la veine porte n'y passait pas. Le foie l'avait arrêté au passage. Il a été conduit à penser, d'après cela, que le sucre alimentaire devait se retrouver dans l'urine des individus dont le foie était atteint de lésions graves.

M. Colrat (1) de Lyon, a tout récemment prouvé, par la clinique, la justesse de vue du physiologiste éminent. Il a, en effet, noté que dans trois cas de cirrhose confirmée, l'ingestion d'aliments féculents était suivie d'une glycosurie des plus évidentes.

Le glycogène peut aussi se former en dehors de l'alimentation. Pour le démontrer, on s'appuie sur ce que les animaux hibernants possèdent plus de glycogène pendant le sommeil que pendant la veille, et sur ce que le foie des oiseaux auxquels on lie la veine porte n'en continue pas moins à faire du sucre.

A quoi sert le sucre formé par le foie ?

Le sucre puisé dans le foie par les veines sus-hépatiques passe dans le torrent circulatoire et là, en vertu de son aptitude extrême à s'oxyder en présence d'un liquide alcalin, il se transforme en eau et en acide carbonique.

Le lieu où s'accomplit cette transformation est encore dis-

---

(1) Voir : Couturier, thèse inaugurale, 1875.

cuté. Autrefois, on pensait que le sucre se brûlait entièrement dans le poumon (Pavy), mais des analyses récentes ont démontré que le sang du cœur gauche contient presqu'autant de sucre que le sang du cœur droit. Ce serait au sein de tous les tissus de l'économie, et principalement dans les muscles (Cl. Bernard, Weiss) que se passeraient les phénomènes de la métamorphose du sucre.

On voit d'après cela que cette substance possède des relations très-intimes avec la production du travail musculaire et par contre de la chaleur animale. Et comme le sucre lui-même est un produit du foie, on peut en tirer cette conséquence que les affections organiques du foie doivent fatalement amener des troubles dans la température et les mouvements musculaires. Voilà le deuxième point.

3° *Hématopoïèse.* A propos du pigment biliaire, j'ai déjà parlé de l'action du foie sur le sang en disant que la bilirubine et les matières colorantes similaires dérivaient de la matière colorante du sang. Je n'ai qu'un mot à ajouter sur le rôle hématopoïétique de la glande hépatique.

La quantité des globules rouges et blancs est certainement plus considérable dans les veines sus-hépatiques que dans la veine porte. Faut-il en conclure que le foie produit ces globules? Non. La cause de l'erreur réside dans la différence de densité des plasmas-porte et sus-hépatique, le premier contenant beaucoup plus d'eau que le second. On est même à peu près d'accord maintenant pour admettre qu'à densité égale, il existe moins de globules rouges dans le sang de la veine sus-hépatique que dans celui de l'artère hépatique et de la veine porte. Le foie serait d'après cela un organe destructeur des hématies, des *vieux* globules, dit Küss.

4° *Formation d'urée et d'acide urique.* Dans le cours qu'il a fait cette année même (1876) à la Faculté de médecine, M. Charcot a particulièrement insisté sur le rôle que paraît jouer le foie dans la formation de l'urée et de l'acide urique.

« Je vais traiter actuellement, dit M. Charcot, d'un chapi-
» tre nouvellement introduit dans la pathologie hépatique. .
» Il n'a pas encore trouvé place, que je sache, dans les trai-
» tés classiques, et pourtant, Messieurs, si je ne me trompe,
» le fait capital qu'il met en relief est appelé dans un avenir
» prochain, à éclairer d'un jour nouveau plusieurs points de la
» physiologie pathologique du foie. Je veux parler de l'in-
» fluence remarquable qu'exercent certaines lésions du foie
» sur la transformation et consécutivement sur l'élimination
» des produits fondamentaux de la désassimilation et de l'ex-
» crétion azotée, à savoir l'urée et l'acide urique. En ce qui
» concerne, par exemple, la première substance, il paraît éta-
» bli que certaines lésions hépatiques ont pour effet d'accroî-
» tre, dans des proportions plus ou moins considérables, le
» taux de la production d'urée dans les 24 heures, tandis
» que d'autres lésions, au contraire, entraînent un abaisse-
» ment plus ou moins accentué de ce chiffre. Et pour répon-
» dre immédiatement à une objection qui se présentera né-
» cessairement à votre esprit, c'est bien la lésion hépatique
» seule qu'il faut incriminer, car les observations invoquées
» sont de celles où l'on a tenu compte des influences vulgai-
» res capables de modifier la quantité de l'urée : telles sont
» l'alimentation, les lésions rénales, la fièvre, etc. » (1).

L'histoire de la question n'est pas longue à tracer. Prévost
et Dumas (2) ont signalé la diminution de l'urée (analyse des
urines) chez les malades atteints d'hépatite chronique, « ce
» qui semble prouver, disent les auteurs, que les fonctions
» du foie sont nécessaires à sa formation (de l'urée).» M. Bou-
chardat (3) en 1846 et 1867 a confirmé le fait. Enfin, MM. Meissner (4) en Allemagne, Parkes et Murchinson (5) en Angle-

____

(1) *Progrès médical*, 1876, page 409. Résumé de la leçon du 28 avril,
par M. Bourneville.
(2) *Annales de chimie et de physique*, T. 33.
(3) *Annuaire de thérapeutique*. 1846 et 1867.
(4) *Archives de Henle*, 1868.
(5) *Functional derangements of the Liver*, 1874.

terre, Fouilhoux (1) et Brouardel (2) en France se sont tout récemment occupés de ce sujet.

Des travaux de ces observateurs il résulte :

1° Que les lésions congestives du foie s'accompagnent d'une augmentation notable du chiffre de l'urée, dont la quantité peut doubler.

2° Que les lésions destructives plus ou moins profondes du parenchyme hépatique entraînent au contraire une telle diminution de l'urée que sa production dans les 24 heures a pu descendre jusqu'au chiffre de 1 gr. 88 seulement. (Brouardel.) Chose remarquable, aux lésions du foie, totales (atrophie jaune aiguë, cirrhose vulgaire), partielles (cancer, kystes hydatiques, abcès), permanentes ou transitoires (empoisonnements, fièvre intermittente) correspond une disparition totale, partielle, permanente ou transitoire de l'urée.

J'ajouterai encore : « Un fait non douteux, c'est qu'il se » produit un abaissement notable du chiffre de l'urée, *malgré* » *la persistance de l'élévation du chiffre thermique*, dans » certaines maladies fébriles graves, telles que la variole, la » fièvre typhoïde et le typhus, lorsque surviennent les lésions » hépatiques de la dégénération granulo-graisseuse diffuse, » si souvent observées en pareils cas. » (Charcot. Cours de la Faculté.)

L'urée est-elle fabriquée de toutes pièces ou simplement isolée du sang par le foie ? La question n'est pas encore parfaitement résolue. Mais ce que l'on sait bien, c'est qu'elle existe dans cet organe. M. Meissner le prouve en la retirant directement du parenchyme hépatique privé avec le plus grand soin, par des lavages répétés, de tout le sang qu'il contenait, et M. Cyon en faisant l'expérience suivante. Il détache le foie d'un animal récemment tué, le place dans un milieu dont la température et l'état hygrométrique rappellent les

---

(1) Thèse inaugurale, 1874. *Essai sur les variations de l'urée.*
(2) *L'urée et le foie*, etc. *Archives de physiologie*, 1876, page 373.

conditions vitales, et fait passer par la veine porte le sang veineux de l'animal sacrifié. L'analyse du sang qui sort par les veines sus-hépatiques montre alors qu'il existe dans ce sang injecté beaucoup plus d'urée qu'il n'y en avait avant l'expérience. Conclusion : il y a production réelle et rapide d'urée pendant le passage du sang dans le foie.

L'urée n'est pas le seul produit de la désassimilation des matières albuminoïdes que l'on trouve dans l'urine. Il y a encore l'acide urique, substance du même ordre que la précédente et qui n'en diffère que par un moindre degré d'oxydation.

L'acide urique, en raison de ses affinités physiologiques et chimiques avec l'urée, doit avoir la même origine. Il faut, dès lors, rattacher au foie la production de cet acide. Une remarque de M. Charcot tendrait à justifier cette hypothèse : existence fréquente de lésions hépatiques chez les goutteux, malades chez lesquels on observe, comme chacun sait, une surabondance extrême d'acide urique et d'urates.

Enfin, l'inosite, l'hypoxanthine, la leucine, la tyrosine sont encore des dérivés albuminoïdes, dont la naissance touche de près le fonctionnement organique du foie. Il n'est pas seul à les former, mais il y contribue pour une certaine mesure.

3° *Production de la graisse.* J'ai déjà indiqué, page 61, que la graisse se rencontrait très-fréquemment dans le foie, et qu'il existait tantôt une stéatose par infiltration, tantôt une stéatose par dégénérescence.

J'ai dit aussi que cette graisse contenue dans les cellules hépatiques y était déposée par le sang qui lui-même la recevait des aliments introduits dans le tube digestif.

Mais il existe une autre source de production de la graisse et cette fois, c'est dans le parenchyme hépatique lui-même qu'on doit la chercher.

« D'après Tschérinoff, la matière glycogène donnerait nais-
» sance non-seulement à de la glycose, mais encore à de la
» graisse. Cette graisse serait très-oxydable et épargnerait

» par conséquent une certaine quantité d'oxygène ou mieux
» diminuerait le besoin d'oxygène de la respiration. Il y aurait
» donc sous ee rapport, et c'est ce qui existe en réalité, ba-
» lancement entre le foie et le poumon. Partout où la respi-
» ration est peu active (embryon, poissons) le foie est très-
» volumineux ; c'est l'inverse dans les conditions contraires ;
» ainsi les oiseaux ont une respiration très-active et le foie
» très-petit. (Neumann) (1). »

Pour d'autres auteurs la graisse résulterait d'une transformation des substances albuminoïdes et non pas du glycogène.

J'aurais encore bien des choses à dire sur le foie, mais je
ne veux pas étendre indéfiniment ce chapitre de physiologie.
Je tiens cependant à rappeler un point important, à savoir que
le foie intervient mécaniquement dans la circulation générale
du sang veineux.

Le foie reçoit, en effet, pour la nutrition de ses éléments
une artère assez volumineuse, mais il est en outre l'aboutis-
sant d'un vaste système sanguin dont les veines s'échelonnent
sur toute la longueur du tube digestif et dont les branches
terminales se résolvent en un réseau capillaire des plus considérables. Bien différent donc des autres glandes ou des autres
organes qui n'ont que des vaisseaux artériels et veineux, il
renferme dans son tissu des capillaires qui appartiennent à
trois groupes ; capillaires artériels de l'artère hépatique, capillaires veineux de la veine porte, capillaires veineux de la
veine sus-hépatique.

Or, par une coïncidence bien malheureuse en vérité, il n'y
a peut-être pas d'organe où la circulation capillaire soit plus
souvent altérée, grâce à la prédisposition bien connue de la
trame conjonctive à l'hypertrophie.

C'est ce qui explique pourquoi les lésions du foie se traduisent si souvent par des troubles de la circulation veineuse-

---

(1) H. Beaunis : Nouveaux éléments de physiologie humaine, page 493,
1876.

porte et générale. Inutile d'insister sur ce point qu'il me suffit de signaler.

En résumé :

Soustraire au liquide sanguin des matériaux destinés les uns à être définitivement éliminés, les autres à rentrer dans le torrent circulatoire sous une forme nouvelle pour y subir des métamorphoses plus complètes, cholestérine, pigments biliaires, acides et sels biliaires, sels minéraux, etc.

Fabriquer à l'aide de substances également puisées dans le sang, du sucre, de l'urée, de l'acide urique, de la graisse, etc.;

Détruire les globules rouges ;

Régler en quelque sorte la circulation de tout un grand système de vaisseaux veineux ;

Intervenir dès lors soit directement, soit indirectement dans l'accomplissement des phénomènes biologiques essentiels au fonctionnement de la vie : digestion, respiration, circulation, nutrition, calorification, mouvements musculaires ;

Modifier constamment la quantité et la qualité du sang ;

Tel est le rôle immense et complexe dévolu au foie.

On se rend facilement compte, dès lors, des troubles considérables qui surviennent dans l'économie toute entière, aussitôt que les actes dont la glande hépatique est le siége sont empêchés ou modifiés par la maladie.

Un mot maintenant sur les altérations fonctionnelles déterminées par les lésions du foie.

II. — Physiologie pathologique des lésions du foie.

A chaque lésion particulière du foie, répond, il est vrai, une série particulière de manifestations symptomatiques à l'aide desquelles on peut établir un diagnostic différentiel précis. Mais, d'un autre côté, considérées dans leur ensemble, les lésions hépatiques se traduisent par un syndrôme clinique que l'on retrouve constamment et qui en constitue, en quelque sorte la caractéristique. C'est ce syndrôme qu'il faut envisager et détailler dans ce chapitre.

1° *Troubles de la digestion.* — Les troubles digestifs sont constants dans les maladies du foie, et ils entrent en scène les premiers.

On les rencontre à des degrés divers : anorexie simple, indigestion, embarras gastrique, dyspepsie, et ils s'accompagnent de vomissements, d'alternatives de constipation et de diarrhée, etc.

Ils sont amenés par des modifications de la secrétion biliaire, par des modifications de la circulation dans les vaisseaux de l'estomac et de l'intestin.

Ces troubles digestifs réagissent profondément sur l'état général, arrêtent ou suspendent la nutrition, etc. ; je n'ai pas besoin d'insister sur ce point.

2° *Troubles de la circulation.* — Les troubles circulatoires ont été observés par tous les auteurs dans toutes ou ou presque toutes les maladies du foie et peuvent être rattachés à deux causes différentes.

La circulation du sang est lésée mécaniquement dans les maladies qui siégent sur le tissu conjonctif de la glande, ou bien pathologiquement par des changements quantitatifs du liquide sanguin.

Les troubles circulatoires se traduisent par de l'ascite, des œdêmes localisés soit à la paroi abdominale, soit aux membres inférieurs, des exsudations séreuses à la surface de l'intestin (diarrhées), parfois enfin par des hémorrhagies intestinales ou stomacales.

Les hémorrhoïdes rentrent dans cette catégorie de symptômes d'hépatisme.

3° *Troubles dans la composition du sang.* — Ce que j'ai dit de la physiologie du foie me dispense d'entrer dans de longs détails sur les modifications que ces maladies font subir à la composition du sang.

Les subtances destinées à quitter l'économie n'étant plus éliminées, s'accumulent — et, comme la plupart d'entr'elles sont douées de propriétés très-actives et nuisibles, elles entravent singulièrement l'accomplissement des phénomènes nutritifs.

D'autres substances, au contraire, qui doivent subir dans le foie des transformations plus ou moins complètes avant d'être utilisées par les tissus ou organes, n'étant plus transformées, ne peuvent plus servir. Il en résulte, de ce second chef, un trouble de la nutrition très-préjudiciable à l'individu. Ainsi, par exemple, quand le foie ne fabrique plus de sucre, d'une part les oxydations pulmonaires et surtout musculaires se font mal, le poumon perd de son activité, les muscles ne peuvent plus donner la même somme de travail, et dès lors l'organisme entier est en souffrance.

Si l'excès en moins est un défaut grave, l'excès en plus est tout aussi dangereux.

Mais que le foie fonctionne trop ou qu'il ne fonctionne pas assez, en un mot qu'il fonctionne mal, il en résultera fatalement et toujours que le sang subira des modifications qualitatives profondes et qu'il ne pourra plus remplir son office dans les fonctions nutritives qui lui sont dévolues. Or, ces fonctions sont multiples, les troubles organiques consécutifs à leurs perturbations seront également multiples. Voilà pourquoi nous voyons tous les grands appareils, respiratoire, nerveux, digestif, etc., être successivement et conjointement lésés dans les maladies du foie.

Les troubles dans la composition chimique du sang se révèlent par des symptômes très-divers, en raison de la multiplicité des organes affectés par ces troubles : insomnie, céphalalgie, excitation cérébrale, convulsions, coma (système nerveux) ; toux, congestion et inflammation pulmonaire (système respiratoire) ; albuminurie, polyurie, glycosurie (système urinaire) et surtout les hémorrhagies (tous les organes). Il y en a bien d'autres encore, je cite seulement les principaux. Un seul m'arrêtera un instant parce qu'il touche tout particulièrement le chirurgien ; j'ai nommé l'hémorrhagie.

Elle est pour ainsi dire la règle dans les maladies du foie, comme l'a très-bien dit Monneret (1), et comme on peut s'en convaincre en parcourant les traités didactiques spéciaux. Si nous prenons par exemple, un des meilleurs, celui de Frerichs (2), nous voyons la mention de l'hémorrhagie dans toutes les lésions hépatiques (3). Ainsi : — dans *l'hyperhémie simple*, extravasation sanguine entre les feuillets du mésentère, ecchymose de la muqueuse gastro-intestinale, hématémèses ; — dans *l'inflammation diffuse aiguë*, pétéchies et ecchymoses dans plusieurs points du corps et surtout les muqueuses, hématémèses et hémorrhagies intestinales (dans plus de la moitié des cas), métrorrhagies qui atteignent de préférence les femmes enceintes et causent l'avortement, hématuries (plus rares), infarctus de la rate, du poumon, etc. ; — *dans la cirrhose*, il n'est pas rare d'observer des hémorrhagies capillaires ; elles sont fréquentes dans l'estomac et le canal intestinal où une cause mécanique concourt à leur production : « Cependant il n'est pas rare de les voir se faire là » où ce genre d'action ne peut s'exercer, comme par exem-» ple dans la peau sous forme de pétéchies, aux dépens des » muqueuses buccale et nasale, à l'intérieur des cavités sé-» reuses, dans les membranes du cerveau, le parenchyme des » poumons, etc.... Déjà Bright avait émis l'idée que ces hé-» morrhagies provenaient d'une altération dans la composi-» tion du sang ; seulement cette opinion n'a pu encore être

---

(1) Monneret, *Archives génér. de méd.*, déjà cité et *Traité de pathol. gén.*. T. II, page 401, 1857.

(2) Frerichs. *loc. cit.*, pages 196, 247, 316, 648.

(3) Consulter aussi : Bouchard, *Pathogénie des hémorrhagies,* thèse agrég. 1869, page 148. Cauchois : *Pathogénie des hémorrhagies traumatiques secondaires.* Thèse in., 1873, page 132.

» confirmée d'une manière positive. Les remarques faites plus
» haut, à propos des hémorrhagies qui accompagnent l'atro-
» phie aiguë du foie, s'appliquent également ici ; »

— *dans le cancer*, indépendamment des hémorrhagies locales par suite des destructions organiques, on observe encore
des pertes de sang, par la bouche, le nez, le vagin, l'intestin ;
leur abondance épuise le malade et amène rapidement la mort.

L'observation suivante est en quelque sorte un type de
cette diathèse hémorrhagique que l'on trouve si souvent chez
les hépatiques ; elle mérite certainement d'attirer l'attention
des chirurgiens et des médecins.

OBSERVATION XXX. — *Purpura hœmorragica, symptomatique
d'une cirrhose* ; par M. Eug. MONOD, interne des hôpitaux. —
(*Bulletins de la Société anatomique*, 1876).

Homme de 47 ans, entre le 24 mars 1876, dans le service de
M. Desprès à l'hôpital Cochin. — C'était un ancien soldat, qui a
toujours joui d'une bonne santé ; cependant il a été atteint, en
Afrique, par la fièvre intermittente.

On ne peut rien affirmer de positif sur l'existence d'habitudes
alcooliques.

Ce malade faisait remonter le début de son mal à cinq ou six
mois avant son entrée à l'hôpital. Il présentait les symptômes
suivants : Affaiblissement considérable, qui est allé toujours en
augmentant ; amaigrissement progressif ; pâleur extrême qui
était arrivée dans les derniers temps à une teinte de cire uniforme, avec décoloration des muqueuses ; existence d'un bruit
de souffle intense au cœur, dont le maximum était au premier
temps à la base, et qui se propageait dans les vaisseaux du cou.
Signes d'anémie cérébrale, tels que bourdonnements d'oreilles,
vertiges dans la station assise, obnubilations subites et passagères
de la vue.

On notait chez lui une perte complète de l'appétit, avec constipation qui, pendant les derniers jours, a fait place à de la diarrhée ;
un peu de toux, avec absence de signes physiques à l'auscultation ;
de l'ascite qui s'est développée pendant les deux derniers mois,
avec œdème consécutif des bourses et des membres inférieurs :
— enfin, des hémorrhagies multiples qui se sont fait jour par diverses voies et qui ont été le symptôme dominant de la maladie.
Ce sont : d'abord des hémorrhagies *sous-cutanées* (la partie antérieure du tronc et les membres, les inférieurs surtout, étaient

couverts de pétéchies); des hémorrhagies *intestinales*, peu abondantes, mais qui ont donné lieu, à plusieurs reprises, à des melœna ; — des hémorrhagies *gingivales* ; une hémorrhagie *par l'oreille gauche*, qui ne s'est produite qu'une fois ; des *épistaxis* continuelles et très-abondantes qui ont nécessité trois fois le tamponnement des fosses nasales.

Le malade succombe le 14 juin 1876 avec les signes de l'anémie la plus profonde.

Autopsie. — *Cavité abdominale*. On trouve dans le péritoine onze litres d'un liquide jaune citrin assez foncé, contenant en suspens des flacons albumineux.

Le *foie* a son volume normal ; il est complétement décoloré ; sa surface est lisse et uniforme ; sa consistance est ferme, ressemblant à celle du cuir bouilli. Il pèse 1450 grammes. A la coupe on trouve une surface grenue blanchâtre, et très-pâle ; en un mot tous les caractères macroscopiques sont ceux de la cirrhose à la première période. — L'examen histologique sera fait dans le laboratoire de M. Charcot.

La *rate* d'une couleur rouge pâle, est volumineuse; elle pèse 675 grammes. — Les *reins*, le gauche surtout, sont anémiés. Ils pèsent 170 grammes. L'examen des urines pendant la vie n'avait fait constater la présence ni d'albumine, ni de sucre. La *muqueuse intestinale* est extrêmement pâle dans toute son étendue ; on ne trouve pas de tache ecchymotique à sa surface.

Cavité thoracique. Très-petite quantité de liquide dans les plèvres. Les poumons sont congestionnés. Quelques cuillerées de liquide dans le péricarde. Les cavités du cœur ne renferment pas de caillots. L'endocarde présente une teinte rouge hortensia qui se prolonge sur toute l'étendue du système vasculaire. Cette couleur rouge ne s'efface pas sous un filet d'eau ; elle est vraisemblablement due à l'imbibition sanguine. Le muscle cardiaque lui-même est flasque et décoloré.

Le sang est très-peu abondant, très-liquide, rose plutôt que rouge, offrant une couleur gelée de groseille.

L'examen microscopique pendant la vie n'avait pas fait constater une diminution des globules rouges. Les muscles ont une consistance molle, se déchirant facilement. Au toucher, le tissu musculaire est comme poisseux. *Cerveau*. Les méninges et la substance cérébrale sont pâles, peu vasculaires.

M. Charcot. Les altérations de ce foie sont bien en effet celles de la cirrhose à la première période. Il serait très-intéressant de rechercher si des lésions semblables ne se rencontreraient pas dans un grand nombre de cas de purpura.

M. Hayem. Y a-t-il eu chez ces malades des hémorrhagies viscérales ? S'en est-il produit dans les séreuses ? Les ganglions lymphatiques étaient-ils altérés ?

M. Després. Il n'y avait pas de ganglions apparents ou acces-

sibles sous la peau. Il n'en n'existait pas dans le mésentère. Le
sang du malade a été examiné au microscope ; la numération des
globules n'a pas été faite il est vrai, mais l'examen a montré que
les globules blancs étaient plus pâles qu'à l'état normal et contenaient quelques granulations fines.

En voici deux autres qui sont bonnes à connaître et qui
viennent bien confirmer l'opinion que je défends.

OBSERVATION XXXI. — *Purpura hæmorrhagica.* — *Mort rapide
par hémorrhagie cérébrale.* — *Persistance et hypertrophie du
thymus* ; par M. BOUCHER, interne des hôpitaux.—*Bulletins de la
Société anatomique*, 1867, page 43. — Résumé).

Hémorrhagie pendant tout un jour après l'ablation d'une dent.
Epistaxis abondantes et répétées difficiles à arrêter.
AUTOPSIE. — Foie très-volumineux, 30 centimètres dans son
diamètre transversal et 25 [dans son diamètre antéro-postérieur.
— Poids, 3 kilogr. ne présente rien de particulier comme coloration et aspect extérieur (1). — Reins très-congestionnés. — Vaste
hémorrhagie cérébrale au niveau du lobe moyen gauche.

OBSERVATION XXXII. — *Epitaxis fréquentes de la narine droite ;
anémie profonde ; mort par syncope. Autopsie : hypertrophie
du foie et de la rate ; tumeurs sphériques disséminées dans le
foie.* (Obs. de LANDOUZY. — *Bulletins de la Société anatomique*,
1873, page 67. — Résumé).

R .., 46 ans, cocher de petites voitures, niant tout excès alcoolique et toute affection vénérienne, entre au milieu de décembre 1872, à Beaujon, dans le service de M. Axenfeld, suppléé par
M. Brouardel.
R..., grand, fortement musclé, a le teint pâle, cireux ; malgré
son apparence de force, il peut à peine marcher. Son affaiblissement général serait la conséquence d'épistaxis abondantes et
répétées, qui ont débuté l'année précédente. Il a perdu de grandes
quantités de sang, et souvent a dû avoir recours au tamponnement
pour arrêter l'hémorrhagie. Peu après, les hémorrhagies sont de-
venues quotidiennes.
Le 23 décembre, le malade perd deux litres de sang par la narine droite. — Le 13 janvier perte d'un litre. — Puis tous les

---

(1) Il s'agissait probablement d'un de ces cas de cirrhose hypertrophique que l'on ne connaissait pas encore très-bien en 1867 et qui ont
été l'objet de l'excellente thèse récente de mon ami Hanot. M.-L.

jours, épistaxis de un verre à un demi verre. — Le 26 janvier, nouvelle perte de un litre. — Le 28, le malade meurt tout à coup en s'asseyant sur son lit.

Autopsie. — Sinus et fosses nasales absolument sains. Rien au cerveau, ni aux poumons, ni au cœur. *Foie très-hypertrophie* mesure 0 m. 50 dans son diamètre transverse ; il pèse 1550 gram. Traces évidentes, d'ancienne périhépatite. — La glande est parsemée d'une grande quantité de petites *tumeurs néoplasiques* de nature indéterminée.

Rien dans les reins. La rate était un peu hypertrophiée.

Enfin, comme phénomènes de même ordre se rapportant de près ou de loin aux troubles dans la composition du sang, il faut signaler les variations de température, la fièvre, l'anémie, la cachexie, la faiblesse musculaire, les désordres fonctionnels de la peau, tous phénomènes qui prennent rang dans le cortége déjà trop nombreux des manifestations par lesquelles se trahissent les maladies du foie.

Maintenant que nous connaissons le rôle de la glande hépatique dans le jeu normal des diverses parties constituant la machine humaine, maintenant que nous savons quels désordres locaux et généraux résultent des maladies de cette glande, nous pouvons faire l'application de ces données physiologiques et pathologiques à l'objet de notre travail, l'influence des lésions du foie sur la marche du traumatisme.

Il me paraît impossible que cette influence ne saute pas aux yeux, si je puis me servir de cette expression, après la lecture des observations que j'ai rassemblées. Nous y voyons en effet :

1° Que des malades atteints d'un traumatisme parfois très-léger : une éraflure, une contusion, une luxation simple, une fracture simple, meurent rapidement au milieu de complications très-graves survenues pour ainsi dire sans motifs. — Or il est un principe admis je pense par tous les chirurgiens, principe qui est de notion vulgaire et qu'on peut formuler ainsi : Tout traumatisme qui n'intéresse pas un organe dont l'intégrité est essentielle à la vie *doit* guérir *sans complications*, si le sujet est sain, si le milieu est favorable, si le traitement est rationnel. L'influence du milieu et du traitement n'entrant pour rien dans la pathogénie des accidents auxquels je fais allusion, il faut donc admettre le mauvais état général du sujet ;

2° Que les complications survenues dans la marche du traumatisme n'étaient nullement en rapport avec l'intensité de la lésion locale, et ne pouvaient s'expliquer que par une modification profonde de l'économie tout entière. Les hémorrhagies, la gangrène, les œdèmes, les inflammations diffuses, etc., ne s'observent pas quand les blessés n'ont pas une tare organique quelconque : et cependant, toutes ces manifestations sont apparues dans tous les cas que j'ai cités. Si nous considérons d'un autre côté, que cet ensemble symptomatique est précisément celui qui caractérise les lésions organiques du foie, lesquelles se traduisent aussi par des hémorrhagies, des suffusions séreuses, des inflammations diffuses, un état cachectique tout particulier, peut-on nous reprocher de conclure de l'identité des effets à l'identité des causes ?

3° Que l'autopsie a constamment révélé l'existence de désordres dans la structure du foie et l'absence de lésions viscérales autres, pouvant être incriminées au même titre que les précédentes.

Voilà, rapidement énumérées, les raisons qui militent en faveur de la relation que nous essayons de démontrer entre les maladies du foie et la marche troublée des traumatismes. Elles se résument en ces mots : traumatismes insignifiants, constatation de la lésion hépatique, nature des complications observées.

Ces raisons sont passibles de beaucoup d'objections, je l'avoue, entr'autres de celles-ci :

A. *Les lésions du foie sont-elles antérieures, ou bien consécutives au traumatisme ?*

Parmi les lésions hépatiques dont j'ai donné la liste, il en est qui sont reconnues par tous les auteurs comme devant être classées dans la série des états chroniques. Il est acquis aujourd'hui, je crois, qu'à part quelques cas très-rares de cirrhose *aiguë*, l'hypertrophie du tissu conjonctif dans le foie, qu'il s'agisse d'une cirrhose atrophique, vulgaire, ou d'une cirrhose hypertrophique, exige un long temps pour parvenir à son entier développement. Il en est de même de la périhépatite, c'est-à-dire de ces épaississements considérables de la capsule de Glisson, véritables cicatrices douées au plus haut degré de la propriété de se rétracter indéfiniment, qui détruisent peu à peu le parenchyme glandulaire en l'étouffant.

Il en est de même aussi de la lithiase biliaire. Nous savons peu de choses sur la cause première qui détermine la formation des calculs dans les voies biliaires, mais nous savons bien que ces calculs s'accroissent progressivement et avec une certaine lenteur.

Inutile d'insister sur ces points.

Mais, les autres dégénérescences du foie, la stéatose et l'amylose prêtent davantage à la controverse.

La stéatose hépatique, née sous des influences très-diverses, paraît se développer également dans des conditions de temps très-variables. On la rencontre :

Chez des animaux nourris avec des aliments gras, au bout de deux heures (Kölliker), ou au bout de peu de temps (Chalvet, Parrot);

Chez des individus empoisonnés par le phosphore, dès le deuxième ou troisième jour (Tardieu);

Dans les maladies fébriles de courte durée; fièvre typhoïde (Chédevergne), la pneumonie, la pleurésie (Frerichs), l'érysipèle (Virchow);

Chez les femmes, à toutes les périodes de la grossesse (1) (tous les traités d'accouchement) et de l'état puerpéral;

---

(1) M. Tarnier fait remarquer (thèse inaug. 1857) qu'il n'est peut-être pas prudent d'affirmer que la stéatose du foie soit toujours due à l'état puerpéral : il faudrait se demander si parfois la stéatose trouvée à l'autopsie n'est pas la cause de la mort. Cette restriction de M. Tarnier est précieuse à noter.

Après les suppurations rapides ;

Mais, le plus souvent, dans les affections chroniques dites consomptives (phthisie pulmonaire, syphilis), dans les empoisonnements lents, septiques ou autres (arsenic, mercure, antimoine); dans les suppurations lentes, etc., etc.

Je suis donc obligé d'avouer mon embarras, pour répondre à l'objection qui m'est faite. Comment prouver que la stéatose hépatique est antérieure au traumatisme?

Pour ce qui est de l'amylose, malgré l'espèce de parenté qui la relie à la stéatose, elle doit être rangée bien certainement parmi les affections chroniques.

« La dégénérescence amyloïde, dit M. Cazalis (1), n'est ja-
» mais comme peut l'être la stéatose, un accident de la septi-
» cémie aiguë. Affection très-lente à se développer, malgré
» une observation où elle paraît s'être produite en un peu
» moins de trois semaines, elle accompagne le plus souvent
» des affections chroniques ou de longues suppurations. Il n'y
» a donc pas de dégénérescence amyloïde aiguë, comme il y a
» une stéatose aiguë. »

Dans son article foie du nouveau Dictionnaire de médecine et de chirurgie pratiques (2), M. Jules Simon signale parmi les causes ordinaires de la dégénérescence cérumineuse ou amyloïde du foie, la suppuration osseuse de la scrofule (mal de Pott), les tumeurs blanches suppurées, l'ostéo-périostite, le rachitisme, la syphilis constitutionnelle, la fièvre intermittente, la tuberculisation pulmonaire et intestinale, en un mot toute la série des maladies chroniques par excellence.

Il me semble, d'après ce qui précède, que la question de savoir si les lésions hépatiques observées chez les malades dont j'ai rapporté l'histoire existaient avant le traumatisme, est jugée pour la cirrhose, la périhépatite, la lithiase biliaire, et l'amylose, elle peut être réservée pour la stéatose.

---

(1) *De la dégénérescence amyloïde* et *de la stéatose du foie et des reins*, Th. inaugurale 1875, page 6.
(2) Tome XV, page 130, 1872.

B. *Autre objection.* L'étude de la pathologie générale a prouvé depuis longtemps que dans l'immense majorité des cas, les lésions chroniques du foie sont l'expression anatomique de maladies dites constitutionnelles ou diathèses. Si donc nous admettons que les lésions hépatiques existaient avant l'entrée en scène du traumatisme, il nous faut, par conséquent, admettre que le blessé était en puissance de diathèse au moment où son accident lui est arrivé. Première proposition.

D'un autre côté, l'étude de la pathologie externe montre que les maladies constitutionnelles (1) exercent une influence considérable sur la marche des lésions traumatiques. Deuxième proposition.

Pourquoi, dès lors, attribuer à la lésion du foie une influence qui pourrait tout aussi bien être attribuée à la diathèse, cause première de ladite lésion du foie ?

A cela je puis répondre que les maladies constitutionnelles, très-différentes les unes des autres par leur étiologie, leur marche, leurs symptômes, possèdent chacune une physionomie toute spéciale qui permet d'en faire le diagnostic différentiel. De même que la goutte, la syphilis, l'impaludisme, l'albuminurie, l'alcoolisme prennent naissance et se développent par des causes tout-à-fait dissemblables; de même que les manifestations de la syphilis ne ressemblent pas à celles de la goutte, ni celles de l'impaludisme à l'albuminurie, ni celleci à l'alcoolisme, la leucémie, et réciproquement; de même, l'influence de ces diathèses sur l'économie en général et sur les états locaux en particulier, varient pour chacune d'elles et sont scellées d'un cachet propre à chacune d'elles.

Or, il n'est pas possible de trouver dans l'énumération des complications faite à la page 58, la trace d'une physionomie ou d'une signature que l'on puisse attribuer à une ou plusieurs

---

(1) Berger : *De l'influence des maladies constitutionnelles sur la marche des lésions traumatiques.* Thèse d'agrégation 1875.

maladies constitutionnclles, tandis qu'on y trouve au plus haut degré la griffe des lésions hépatiques seules.

Je ne pense donc pas trop m'avancer en disant qu'il est inutile de remonter à la cause de la lésion hépatique dès que, par elle-même, cette lésion suffit à expliquer les modifications pathologiques observées. Que la lésion hépatique soit due à l'alcool ou au phosphore, à la suppuration prolongée ou à l'hypertrophie du cœur, à la syphilis, au miasme paludéen ou aux parasites, *si elle est isolée*, qu'importe. Le foie est malade, sa lésion porte le trouble dans les actes digestifs, circulatoires, respiratoires, nerveux, musculaires : voilà ce qu'il me faut surtout considérer, voilà ce qui seul m'intéresse, au point de vue de l'influence que ces troubles exercent habituellement sur la marche du traumatisme.

C. *Coïncidence.* Il est puéril d'invoquer un tel argument dans une discussion médicale : je ne m'y arrêterai donc pas.

D. Les accidents observés n'ont pas de causes exclusives; on les note chez des blessés dont le foie est sain, dont tous les organes internes sont normaux ou qui sont affectés de toute autre lésion viscérale; ces accidents peuvent même naître spontanément en l'absence de toute lésion traumatique? Je n'ai qu'un mot à dire en réponse à cette objection : c'est qu'il existe souvent des lésions hépatiques qui doivent être regardées de très-près pour être vues, et que tout foie paraisssant sain n'est pas toujours exempt de lésions profondes.

CONCLUSION. Les lésions chroniques du foie déterminent dans l'économie des modifications organiques importantes ;

Les sujets atteints de ces lésions ne résistent pas au traumatisme comme les sujets dont le foie est sain :

Chez eux la réparation des tissus blessés, loin de suivre sa marche naturelle, est presque toujours entravée par des complications graves.

CHAPITRE IV.

Influence des maladies aiguës, parasitaires, néoplasiques du foie sur la marche du traumatisme. — Du diabète.

Jusqu'à présent, je n'ai eu pour objectif que les lésions chroniques du foie, et j'ai laissé dans l'ombre les maladies aiguës, les maladies parasitaires, les néoplasies secondaires, le diabète : leur étude va faire le sujet du chapitre suivant

·1° *Maladies aiguës du foie.* Les maladies aiguës du foie sont très-rares en Europe, et par conséquent leurs complications traumatiques accidentelles ont pu être passées complètement sous silence par les médecins et chirurgiens européens : à cela, rien d'étonnant; et quand j'ai commencé à réunir les matériaux de ma thèse, j'ai bien pensé que je ne trouverais pas dans nos livres classiques d'observations se rapportant à cette partie du sujet. Mais, mon désappointement a été grand, je l'avoue, lorsque j'ai eu recours aux ouvrages des praticiens qui exercent dans les pays chauds (là où les maladies aiguës du foie sont si communes), de n'y pouvoir puiser aucun renseignement bien précis.

Cependant, dans une thèse récente (1), sont notées quel-

---

(1) Dubergé : *Quelques considérations sur les complications des plaies à la Guyanne française.* Thèse inaug., 1875, pages 12 et suivantes.

ques considérations assez importantes, que je transcris ici parce qu'elles ont un certain rapport avec ce que nous voyons en France chez les hépatiques chroniques.

« Les moindres plaies peuvent être le siége d'hémorrhagies très-persistantes ; et ce qui donne la mesure de la difficulté qu'ont ces hémorrhagies à s'arrêter spontanément, c'est la difficulté que l'on a à arrêter le sang après les morsures de sangsues. Il m'est arrivé maintes fois, après avoir vainement employé les astringents, d'être obligé de recourir à la compression assez prolongée, et ce n'était jamais chez des personnes très-anémiées, puisque l'anémie bien confirmée est presque toujours une contr'indication aux émissions sanguines de quelque espèce que ce soit.

Les moindres opérations, telles que l'avulsion des dents, la section du frein de la langue sont assez souvent suivies d'hémorrhagies dont les astringents ont difficilement raison.

Outre la gravité et la persistance des hémorrhagies primitives, les plaies présentent encore assez souvent des hémorrhagies secondaires qui, en plus de la faiblesse qu'elles causent, nuisent encore à la cicatrisation par les moyens qu'elles exigent.

Les bourgeons charnus sont pâles et saignent au moindre contact, et la cicatrisation s'opère avec une lenteur désespérante....

» .... Enfin l'on voit les plaies se transformer en ulcères atoniques, c'est ce qu'on observe si souvent chez les transportés, et assez fréquemment aussi chez les malheureux noirs de l'hospice civil. »

L'auteur met sur le compte de l'anémie cette prédisposition remarquable à l'hémorrhagie, mais il ne prononce pas le mot *lésions du foie*, malgré ce que nous savons de leur rôle dans la genèse de l'hémorrhagie.

D'un autre côté, il dit que toutes les complications du traumatisme qui font le plus de victimes en France (fièvre traumatique, septicémie, ostéo-myélite, érisypèle, infection purulente, pourriture d'hôpital), sont précisément ce qui préoccupe le moins le chirurgien à la Guyane, comme du reste dans les pays chauds en général.

De sorte que si d'une part la fréquence des hémorrhagies et de la gangrène, rapprochée de la fréquence des maladies aiguës du foie sous les tropiques, pouvait faire penser à l'existence d'une relation entre la complication et la maladie hépatique, d'une autre part, la rareté des inflammations consécutives aux traumatismes doit faire écarter cette supposition.

2° *Maladies parasitaires.* — Placées sur la limite des états aigus et des états chroniques, les maladies parasitaires du foie participent des premiers par leurs complications, et des seconds par leur marche.

On sait en effet que les kystes hydatiques du foie (ce sont les parasites de beaucoup les plus fréquemment observés) naissent sans éclat et sans bruit, et se développent lentement et d'une manière insensible, sans fièvre ni autres symptômes généraux ; on ne trouve de troubles nutritifs que quand ils ont acquis des dimensions considérables. Alors qu'ils entravent mécaniquement, à un haut degré, les fonctions de l'organe avec lequel ils sont en rapport (Frerichs). Souvent même ils passent complétement inaperçus pendant toute la vie des malades qui en sont affectés et leur existence n'est révélée qu'à l'autopsie.

Leur durée est fort lente et varie de 2 à 30 ans.

Mais quand ces kystes, par une cause occasionnelle quelconque, se réveillent, lorsqu'ils se rompent ou s'enflamment, une série de désordres fonctionnels et physiques éclatent tout à coup avec des physionomies et des aspects divers, ils deviennent alors le point de départ d'accidents graves soit locaux, soit généraux. Les statistiques donnent plus de 75 0/0 de mortalité, à la suite de ces accidents.

Les kystes hydatiques du foie n'ont pas été étudiés au point de vue des relations qui pourraient exister entre eux et le traumatisme (1). Du moins cette relation n'est-elle signalée nulle part, ni d'une façon formelle, ni même d'une façon accessoire, dans les traités classiques ou les recueils de faits.

M. Verneuil en a cependant observé un cas qu'il a rappelé dans sa communication lue au Congrès de Bruxelles. « Chez un autre malade, la cuisse est amputée dans des conditions excellentes en apparence. Tout marche à souhait jusqu'à la quatrième semaine; une série d'hémorrhagies se déclare alors et entraîne la mort. Je trouve un kyste hydatique du foie. »

Sur ce point, de nouvelles observations sont nécessaires, et la question doit rester pendante.

3° *Néoplasies*. Autant les néoplasies primitives du foie se rencontrent rarement, autant les néoplasies secondaires sont fréquentes (carcinôme, sarcôme, tubercules, syphilis, etc.) : aussi a-t-on parfois l'occasion d'observer des blessures chez des sujets atteints de ces dégénérations. Mais si, chez eux, le traumatisme se complique d'une façon quelconque, il est impossible de discerner ce qui appartient à la lésion hépatique de ce qui appartient à l'infection générale, dans la genèse des accidents consécutifs.

Les observateurs futurs pourront peut-être porter quelque lumière au milieu des ténèbres qui enveloppent ce coin de la pathologie générale ; pour le moment, il n'y a pas lieu d'émettre la plus hypothétique des conjectures sur la question de savoir si les sujets affectés de dégénérescences cancéreuses ou autres du foie supportent bien ou mal le traumatisme.

4° *Diabète*. L'influence du diabète sur la marche des lésions traumatiques étant non-seulement acceptée par tous les

---

(1) Tous les physiologistes et les expérimentateurs savent que le lapin est un animal difficile à manier dans beaucoup d'expériences. Il résiste très-mal au traumatisme: et chez lui les plus petites plaies suppurent, les simples contusions un peu fortes donnent lieu à des inflammations phlegmoneuses du tissu cellulaire sous-cutané. Or, on sait que cet herbivore a presque toujours des hydatides dans le foie et le péritoine. — Sans vouloir y attacher beaucoup d'importance, je signale ce fait qui ne manque peut-être pas d'un certain intérêt.

chirurgiens, mais encore connues dans tous ses moindres détails, il paraît indispensable, au premier abord, d'en parler longuement ici : mais je ne dirai rien de cette affection, par la raison que l'existence de lésions véritablement importantes du foie chez les diabétiques est très-discutée.

Lorsque les célèbres expériences de Cl. Bernard eurent donné naissance à la théorie de la glycogénie hépatique, les recherches anatomo-pathologiques, comme on pouvait s'y attendre, furent spécialement dirigées vers le foie ; on pensait le trouver constamment altéré ; on espérait, vu la théorie, y découvrir une lésion qui pourrait devenir la caractéristique anatomique si longtemps cherchée, de la maladie. Ces présomptions n'ont point été réalisées. Il est bien vrai que l'hypertrophie et l'hyperhémie du foie ont été observées (Andral, Crozant, Trousseau, Zenker, Gallard, Lecorché, Jordao), mais l'atrophie n'a pas été vue moins souvent (Benoît, Vogt, Rayer, Griesinger), et l'état normal n'est pas moins fréquent (Duncau, Frerichs). Les 64 autopsies, relatées par Griesinger, montrent le foie normal ou atrophié, mais très-rarement congestionné ou augmenté de volume, trois ou quatre exemples au plus. (Jaccoud, Dictionnaire de médecine et de chirurgie pratiques, tome XI, page 303.)

Des lésions microscopiques ont été signalées par Stokvis, Frerichs et Pavy, mais elles ne sont ni constantes ni uniformes.

Dans le diabète, le foie ne semble donc pas être altéré ; les modifications chimiques du sang, et les imprégnations générales qui en résultent doivent être seules mises en cause dans la production des accidents locaux et généraux.

Je n'ai donc pas à en parler dans ce travail.

En résumé, malgré des recherches assez multipliées, je n'ai rien trouvé dans la littérature chirurgicale sur les relations du traumatisme avec les lésions hépatiques que l'on trouve cependant toujours dans les maladies que je viens de passer en revue. Cela tient-il à ce que ces relations n'existent pas ? Cela tient-il à ce qu'elles n'ont point été vues par les observateurs? Je l'ignore.

Mais d'après ce que nous savons de la physiologie normale et pathologique du foie, d'après ce que nous savons de son importance dans les actes de la vie, d'après ce que j'ai dit de ses lésions chroniques, il est permis de supposer, je crois, que ses altérations dans les états aigus exercent cependant une influence quelconque sur la marche des réparations organiques qui suivent les blessures. Cette influence est probablement moins considérable, plus passagère, mais enfin elle doit être. Dans un avenir plus éloigné, lorsque la pathologie chirurgicale aura reculé les bornes de son horizon, lorsque surtout l'attention des observateurs aura été plus sérieusement attirée sur ce point, peut-être alors trouvera-t-on les relations qui nous sont encore inconnues? Pour le moment, je n'ai qu'à souhaiter la prompte réalisation de mon hypothèse.

CHAPITRE V.

Influence réciproque des traumatismes sur la marche des lésions du foie préexistantes.

Pour compléter l'étude des relations qui existent entre le traumatisme et les maladies du foie, j'aurais voulu ajouter un cinquième chapitre aux quatre précédents et traiter de l'influence qu'exercent, sur le développement ou la marche de ces maladies, l'intervention d'une blessure accidentelle ou opératoire. Il y avait là un corollaire nouveau à exposer, un problème intéressant à résoudre ; mais, le temps et des matériaux assez nombreux me faisant défaut, je ne suis pas en mesure d'aborder cette question.

M. Verneuil a déjà signalé cette influence dans un mémoire sur l'ictère traumatique, lu à l'Académie de médecine en 1872 (1).

Dans ce mémoire, il cite trois observations très-remarquables, portant pour titre :

1° Amputation de la jambe au 1/3 inférieur. Deux attaques de lymphangite. Ictère simple. Guérison.

2° Fistule anale. Excision. Ictère, coliques hépatiques, vomissements bilieux. Guérison.

---

(1) *De l'ictère traumatique* par M. le prof. Verneuil. (*Bulletin de l'Académie de médecine*, 2e série, t. I, 1872.)

3° Rétrécissement de l'urèthre. Infiltration d'urine. Débridement. Uréthrotomie externe. Ictère rapide. Tympanite. Hydropisie. Mort. Cirrhose du foie.   •

Cette dernière observation est suivie d'une remarque que je tiens à signaler parce qu'elle résume en quelque sorte la question.

« En résumé, dit M. Verneuil, c'est bien la cirrhose qui a causé la mort et non l'opération. Celle-ci a réveillé du côté du foie des troubles aigus, entre autres l'ictère; mais sans cette coïncidence, elle eût été vraisemblablement couronnée de succès. Sans m'étendre ici sur ce point, qui mériterait bien des développements spéciaux, je ne puis m'empêcher de rappeler combien des affections plus ou moins latentes de la glande hépatique, aggravent indirectement le pronostic des lésions traumatiques accidentelles ou chirurgicales. C'est là un point que tout le monde accepte, mais que les classiques ont négligé d'établir. »

Dans le cours de son travail, M. Verneuil a posé la loi suivante : *La localisation des deutéropathies traumatiques à distance, lorsqu'elle n'est pas due au transport matériel d'une particule morbigène* (processus embolique) *est principalement régie par l'état antérieur des organes envahis.*

Je puis apporter quelques observations confirmatives de cette loi que je crois vraie.

OBSERVATION XXXIII. — *Sarcome des ganglions du cou. — Cautérisation interstitielle. — Destruction incomplète du mal. — Amélioration. — Récidive locale prompte. — Tentative d'extirpation. — Accidents généraux. — Tuméfaction énorme du foie. — Mort rapide. - L'examen microscopique révèle tardivement la véritable nature de la tumeur.* (Observation communiquée par M. le professeur VERNEUIL, et publiée dans la thèse d'agrégation de M. H. Bergeron, *Sur les tumeurs ganglionnaires du cou,* page 104, 1872. — Résumé.)

M. C..., 20 ans, petite taille, constitution faible, pâleur de visage, anémie très-prononcée, cependant actif, énergique, jamais souffrant, vient de Californie pour se faire opérer d'une volumineuse tumeur siégeant sur la partie latérale gauche du cou. — Le début du mal remonte à une époque très-éloignée ; vers l'âge de 12 ans, on constatait au niveau de la mâchoire plusieurs petites glandes isolées, superficielles, roulant sous la peau. — Ces glandes persistèrent, s'accrurent et finalement se réunirent pour former une tumeur qui aujourd'hui a le volume d'une orange et dont le centre correspond à l'angle du maxillaire inférieur. Croyant avoir affaire à une simple hypertrophie ganglionnaire d'origine scrofuleuse, M. Verneuil ouvrit avec le bistouri les points fluctuants et introduisit dans les cavités ainsi formées un cautère olivaire. — Tout se passa bien les premiers jours : l'inflammation locale fut assez vive, mais la réaction générale fut presque nulle, et bientôt la plaie se couvrit de bourgeons charnus luxuriants et du plus bel aspect. — Mais bientôt, lorsque la suppuration commença à se tarir, la périphérie se gonfla, se souleva, s'arrondit et il fut évident que de nouvelles glandes, ou peut-être celles qu'avait épargnées la cautérisation, s'hypertrophiaient de nouveau. Cette marche de la maladie appelait une extirpation complète. Celle-ci fut partiquée le 5 décembre.

Les 3 premiers jours se passèrent assez bien, mais le 8 décembre apparaissent du côté de l'abdomen des phénomènes très-violents : vomissements, ballonnement excessif du ventre avec sensibilité très-vive au toucher et constipation. Fièvre intense, soif vive, langue sèche, teinte ictérique subdélirium continu.

La suppuration se tarit et la tuméfaction disparaît rapidement du pourtour de la plaie. Une petite hémorrhagie se montre, elle est heureusement arrêtée sans difficultés. On administre un purgatif et le sulfate de quinine.

L'état grave persiste, je vois le malade le 9, au soir.

Le ballonnement du ventre a diminué, et il est alors facile de constater une énorme tuméfaction du foie. Cet organe soulève fortement les dernières côtes et remonte dans la poitrine au-dessus du mamelon, et atteint en bas le niveau de l'ombilic. Il est ferme au toucher, à surface lisse et indolent autant qu'on peut en juger, le malade étant dans un état demi-comateux.

Ce gonflement est certainement de date récente, jamais aucun symptôme n'avait paru de ce côté ; l'appétit était conservé et les digestions bonnes avant la dernière opération. Pendant le cours de celle-ci, et pour surveiller la chloroformisation, l'épigastre et les hypochondres avaient été largement mis à nu, de sorte qu'une tuméfaction tant soit peu notable du foie eût été remarquée.

Il est cependant vraisemblable que la glande hépatique recélait depuis un certain temps un dépôt secondaire de tissu morbide qui s'est rapidement accru pendant les derniers jours et a provoqué une congestion considérable de l'organe.

Les autres viscères, poumons, rate et reins ne fournissaient aucun symptôme pathologique. — La mort survint dans la nuit suivante. —L'autopsie n'a pas été faite.

Après la deuxième opération, des fragments de la tumeur avaient été confiés à deux jeunes médecins s'occupant d'histologie pathologique. Tous deux, sans connaître la marche clinique de la maladie, répondirent qu'il s'agissait d'une production maligne, un lymphosarcôme.

Observation XXXIV. — *Hépatisme rappelé par une opération chirurgicale.* — (Observation de M. Pozzi communiquée à M. Verneuil.)

Au mois de septembre 1875 j'eus l'occasion de pratiquer sous les yeux de M. le professeur Broca et de M. le docteur Blachez la kélotomie pour une hernie crurale étranglée. La malade était une femme de 45 ans environ, jouissant habituellement d'une excellente santé, mais qui avait été sujette durant un séjour de vingt années en Algérie à des coliques hépatiques pour lesquelles elle avait été plusieurs fois à Vichy. Depuis cinq ou six ans tout accident sérieux avait cessé ; à peine de temps à autres avait-elle un peu de gastralgie.

L'opération fut pratiquée six heures après le début des accidents; elle avait été précédée d'un taxis avec chloroformisation d'une durée de seize minutes. J'ajoute que les phénomènes d'étranglement étaient apparus d'une façon foudroyante sans aucun malaise aucun trouble digestif antérieur. La malade avait ressenti en s'habillant une vive douleur au pli de l'aine où elle ne s'était jamais doutée qu'il y eut rien d'anormal.

L'opération avait été faite à 10 heures du soir, la nuit fut assez calme grâce à une potion morphinée.

Le lendemain matin, vomissement bilieux qui se renouvelle trois fois dans la journée. Cependant le ventre n'est pas ballonne ni douloureux ; le pouls est calme, la peau fraiche.

Des craintes très-vives de péritonite traumatique n'en sont pas moins conçues, jusqu'au moment où la constatation attentive des antécédents de l'opérée, la limitation exacte à l'hypocondre droit d'une douleur sourde exaspérée par la pression, enfin le témoignage même de la malade qui déclarait *reconnaître* ses anciennes douleurs, permirent de diagnostiquer le *rappel* de ses accidents hépatiques. Cette attaque fut du reste très-légère. Le surlendemain les nausées ne parurent pas. Il ne se produisit pas d'ictère. La cicatrisation de la plaie était complète au bout de trois semaines ; les deux tiers s'étaient réunis par première intention.

Observation XXXV. — *Contusion du sein.* — *Squirrhe.* — *Coliques hépatiques,* — *Extirpation.* — *Vomissements opiniâtres.* — *Congestion du foie,* — *Erysipèle.* — *Guérison.* (Observation prise par M. Leroux, externe du service et communiquée par M. Verneuil.)

A... Éléonore: 55 ans, ménagère, entre vers le commencement du mois d'octobre 1875, dans le service de M. le professeur Verneuil, salle Saint-Augustin n° 17, à la Pitié, pour un squirrhe du sein droit.

Cette femme, de petite taille, jouit ordinairement d'une bonne santé. En 1871, elle eut à l'époque du siége une fièvre typhoïde à la suite de laquelle elle fut prise de plusieurs accès de coliques népatiques, traités par M. Brouardel qui nous a fourni ces renseignements.

De temps en temps elle accuse des battements de cœur, des douleurs névralgiques à la tête ; et, à une époque qu'elle ne peut déterminer, elle ressentit à la hanche une douleur névralgique assez intense, douleur qui revint aussi plusieurs jours de suite, vers 4 heures du matin. Le sulfate de quinine fit bientôt disparaître ces diverses névralgies. On ne trouve dans ses antécédents de famille aucun renseignement à noter.

En 1874, vers le mois de décembre, elle se heurte le sein droit assez violemment contre la clef d'une porte. La douleur est telle que la malade s'évanouit. Cette douleur persiste quelques jours. On ne constate toutefois aucune plaie, ni même les jours suivants aucune ecchymose.

Deux mois après, Mme A... est surprise de voir apparaître une petite tumeur juste au point frappé. Elle va alors passer quelques mois dans le Midi. A son retour, en août 1875, elle vient consulter M. Brouardel qui conseille l'extirpation de la tumeur. La malade attend encore jusqu'au mois d'octobre époque à laquelle elle se décide à entrer dans notre service.

M. Verneuil diagnostique un squirrhe de la mamelle droite dont le volume est celui d'une petite orange. L'extirpation est pratiquée le 27 octobre, la malade étant chloroformée.

La température ayant été avant l'opération de 37°; est, le soir, de 37°,4. Quelques vomissements que l'on rapporte naturellement au chloroforme ont eu lieu dans l'après-midi.

28 *oct.* La malade a été prise de nouveaux vomissements dans la nuit et la matinée : elle accuse une douleur assez marquée dans la région de l'hypochondre droit. T. M., 39°,4. La peau est chaude, la langue sèche. T. S, 40°.

29 *oct.* Depuis hier soir la malade est tourmentée par des battements épigastriques assez marqués ; lés douleurs hépatiques sont assez violentes pour nécessiter l'application de ventouses qui amènent quelque soulagement. T. M.. 38°,4 ; S., 39°

30 *oct*. Deux vomissements dans la nuit précédente. Douleurs hépatiques moins fortes, Toutefois la malade accuse du malaise. T. M. 38°,2 ; S. 38°.

31 *oct*. Le malaise de la veille est expliqué par l'apparition d'un érysipèle sur le bord inférieur de la plaie. Quelle est la cause de cet érysipèle ? Il n'en existe aucun dans la salle, la contagion ne peut être mise en cause. Pourquoi cet érysipèle est-il en quelque sorte né spontanément ? Y a-t-il, comme M. Verneuil l'a remarqué plusieurs fois, un rapport entre l'affection hépatique et l'apparition soudaine de cet érysipèle au niveau de la plaie ? En un mot, les sujets atteints d'affections hépatiques présentent-ils pour les érysipèles la même prédisposition que pour les hémorrhagies ? — T. M., 38° ; S., 39°,4.

1ᵉʳ *novembre*. L'érysipèle s'étend sur le thorax. T. M., 38°,6 ; S, 39°,8.

2 *nov.* T. M., 39°,2 ; S. 39°,4

3 *nov.* Depuis deux jours les urines sont peu abondantes, à peine la malade en a-t-elle rendu 200 gr. en 24 heures. Elles laissent un dépôt abondant qui, examiné, se montre en grande partie composé d'urate de soude (22 gr. par litre), d'acide phosphorique, etc,, et d'une matière analogue comme réaction aux matières colorantes de la bile, mais en quantité très-minime, puis des flocons de mucine assez abondants. Comme il n'y a eu ni nausées ni vomissements, cette diminution dans la quantité des urines peut s'expliquer par l'élévation de la température. T, M. 37°,6 ; S. 38°,6.

4 *nov.* L'érysipèle semble arrêté dans sa marche, la température baisse. T. M. 37°6, S. 38°,6.

Le 10, l'état général est bon, l'appétit revient, la cicatrisation fait de rapides progrès, l'érysipèle a complétement disparu. — La malade quitte définitivement l'hôpital quelques jours après.

OBSERVATION XXXVI. — *Hépatisme ancien. — Chute. — Ictère. — Aggravation des symptômes. — Anasarque. — Mort.* (Communication de M. VERNEUIL.)

Ceci est non pas une observation mais une de ces notes importantes toutefois, parce que les grands traits sont bien accentués.

Dame de 67 ans, atteinte autrefois de rhumatisme (famille de rhumatisants), d'éruptions arthritiques rebelles et enfin depuis plusieurs années de congestion du foie et de coliques hépatiques. — Elle est allée trois ans de suite à Vichy 1872-73-74, et s'en était si bien trouvée, que son médecin de Vichy lui avait dit de ne pas revenir. — Elle se portait en effet bien, quand vers la fin de juin, elle fit de sa hauteur une chute qui ne fut accompagnée d'aucune lésion grave, mais seulement de contusions légères. — Elle est prise deux ou trois jours après d'ictère et d'un retour de ses anciennes douleurs. On la renvoie à Vichy. — Le voyage la fatigue, le commencement du traitement est mal toléré, l'anasarque survient, ainsi que la sensibilité de la région hépatique et la fièvre. — Elle s'en revient en toute hâte à Paris, plus souffrante et n'ayant fait que quelques jours de traitement. — Son état s'aggrave de plus en plus, et elle meurt dans les derniers jours du mois d'août, deux mois à peine après sa chute.

Ainsi la première observation nous montre, qu'à la suite d'une opération sans gravité extraordinaire, des accidents subits et promptement mortels, se sont déclarés du côté du foie chez un jeune homme dont la santé générale avait toujours été bonne, et que la tumeur enlevée était un lymphosarcôme. Or, nous savons que le lymphosarcôme (tumeur maligne au premier chef) a précisément pour caractère de se généraliser dans les viscères et principalement dans le foie (1), nous pouvons donc admettre que le foie était touché avant même que le malade ait eu recours à l'opération et que la rapidité d'évolution des accidents trouve son explication dans la préexistence d'une lésion hépatique latente.

Dans le cas actuel, on ne peut croire, en effet, à la généralisation aiguë, ni à la pyohémie ; car, d'une part, les tumeurs même les plus malignes, ne se généralisent pas aussi rapidement et ne donnent pas naissance à un cortége de symptômes aussi graves ; et d'autre part, la rapidité des accidents, l'absence de toute fièvre, de tout frisson, de tout phénomène général inquiétant, doivent faire écarter l'idée de l'infection purulente avec abcès métastatiques dans le foie. Même dans les cas très-graves, la pyohémie n'est pas aussi foudroyante.

La deuxième observation et la troisième sont des plus intéressantes et des plus démonstratives. Deux malades ont eu jadis des coliques hépatiques, toutes deux subissent un traumatisme opératoire , toutes deux sont immédiatement atteintes d'un retour de leurs anciennes coliques.

---

(1) Voir : CORNIL ET RANVIER, *Manuel d'anatomie pathologique*, 3ᵉ fascicule, 1876.

Dans le quatrième, c'est une simple contusion qui semble avoir réveillé la diathèse, et l'avoir réveillée d'une façon bien fâcheuse, puisque la mort en a été la conséquence.

De ces quatre cas, je rapprocherai l'observation XXIII, page 43, luxation de l'épaule survenue chez un homme qui avait eu des coliques hépatiques et qui a succombé à des lésions graves du foie après rappel des coliques.

Voilà donc cinq exemples manifestes, je pourrais dire concluants.

On voit d'après cela, que quand le traumatisme survient, chez des hépatiques, la maladie du foie peut se réveiller si elle est passagèrement éteinte, et se révéler pour la première fois si elle est latente.

Mais par quel mécanisme le traumatisme intervient-il ? Existe-t-il des rapports entre l'intensité de la cause occasionnelle et l'intensité de la cause prédisposante, entre la nature de la lésion accidentelle et la nature de la maladie préexistante ?

Certaines maladies du foie sont-elles plus faciles à réveiller que d'autres ?

Certaines maladies latentes trahissent-elles leur présence plus souvent et plus aisément que d'autres ?

Peut-on prévoir, la lésion hépatique étant déjà reconnue, la nature, l'intensité, la durée, la marche, des accidents réveillés par le traumatisme, et par conséquent traiter préventivement le malade ?

Autant de questions encore insolubles aujourd'hui et qui certes méritent d'attirer toute l'attention des observateurs.

DEUXIÈME PARTIE.

CHAPITRE VI.

Quelques considérations sur le diagnostic des maladies latentes du foie.

Les maladies du foie présentent cette particularité remarquable de pouvoir exister à l'état latent. Il est vraiment curieux de voir un organe aussi important que le foie subir des altérations, parfois très-considérables, sans que les sujets qui en sont atteints paraissent éprouver de ce chef un trouble notable dans l'accomplissement de toutes leurs fonctions organiques, ainsi que le prouve, du reste, l'histoire des maladies parasitaires, de la lithiase biliaire, de certains cas de cirrhose atrophique ou hypertrophique, de la stéatose, etc.

Quelle peut être la raison de ce silence ? Serait-ce que certaines maladies ne peuvent être reconnues parce que nos moyens d'investigation ne sont pas encore assez parfaits ? Les données physiologiques, pathologiques et cliniques qui ont cours aujourd'hui dans la science sont trop précises et trop sûrement établies (malgré bien des imperfections) pour que ces deux hypothèses puissent être admises : il est nécessaire de chercher d'un autre côté. Et il me semble que si certaines lésions du foie restent pendant longtemps ignorées du médecin, c'est que celui-ci ne met pas à leur recherche tout le soin désirable et non pas que ces maladies sont frustres.

L'indifférence des lésions anatomiques du foie et le silence de ces lésions ne doivent pas être admis, je le répète : et tel sujet qui porte une lésion *latente* du foie n'en est pas moins un malade, et un malade d'autant plus fâcheusement atteint qu'il ignore lui-même sa maladie.

Je sais bien que la chose n'est pas toujours facile à élucider ; je sais que les maladies dites larvées comportent de grandes difficultés pratiques (et même théoriques) au point de vue du diagnostic, mais je crois aussi qu'avec une attention soutenue, une analyse minutieuse des symptômes, quelque superficiels et fugaces qu'ils soient, on peut arriver, *dans beaucoup de cas*, sinon à une certitude absolue, tout au moins à des présomptions telles qu'on peut les considérer comme ne faisant déjà plus partie du domaine de l'hypothèse.

Or, la question de l'influence des maladies du foie sur la marche du traumatisme, assez obscure par elle-même, se complique souvent de cette difficulté du diagnostic des maladies hépatiques latentes. Afin d'introduire quelque clarté dans cette question, ou plutôt pour faciliter des recherches nouvelles, je désire donner un résumé très-court des signes à l'aide desquels on peut faire le diagnostic de ces maladies. Et enfin, j'appellerai l'attention sur deux moyens qui me paraissent très-utiles à employer, chaque fois que l'on voudra prendre une connaissance plus ou moins exacte de l'état anatomique de la glande hépatique.

1° *Diagnostic de l'hépatisme.* On doit soupçonner l'existence d'une maladie latente du foie chez des individus qui présentent :

Des troubles digestifs plus cu moins accusés, état saburral des premières voies, lenteur et difficulté de la digestion, alternatives de constipation et de diarrhée, mais surtout de la constipation, vomissements, dyspepsie flatulente, certain degré de météorisme abdominal ;

Des troubles de la circulation se traduisant par une légère augmentation du calibre des veines sous-cutanées de l'abdomen, des hémorrhoïdes (1), quelque gonflement des extrémités inférieures, des épistaxis sans importance et venant à des intervalles éloignés ;

De la sécheresse et une teinte un peu pâle du tégument et des muqueuses, une très-légère coloration jaunâtre des conjonctives ;

Un sentiment vague de pesanteur, une sensation douloureuse et gênante dans le flanc droit, avec irradiations jusqu'à l'épaule correspondante et accroissement pendant la marche et les efforts ;

De l'anémie, du malaise général, un peu de fièvre à type rémittent ;

Enfin, quelques modifications dans le volume du foie reconnaissables par la percussion.

Isolés, ces symptômes ne peuvent avoir aucun caractère de certitude parce qu'on les rencontre dans beaucoup d'états constitutionnels ; mais réunis en groupe compact, même à des degrés divers, ils acquièrent une importance considérable.

2° *Diagnostic différentiel des maladies latentes du foie.*

Lorsque le chirurgien est parvenu à reconnaître qu'un blessé est en puissance de maladie latente du foie, il a fait un grand pas, il est vrai, mais il n'a pas encore touché le but. Dans un grand nombre de cas, il peut se contenter d'avoir trouvé l'hépatisme, et les conséquences qu'il en déduira pour le pronostic et le traitement seront des plus utiles à son malade ; néan-

---

(1) Lire à ce propos une très-intéressante leçon de M. Verneuil, publiée par mon ami H. Duret, dans le *Progrès médical*, 1875. page 261 : *Sur l'anémie et l'hypertrophie du foie d'un hémorrhoïdaire.*

moins son idéal doit être de diagnostiquer la nature même de la lésion hépatique dont il a découvert l'existence.

Le peut-il?

Malgré le chemin parcouru, la science du diagnostic a besoin d'approcher plus près encore de la perfection, avant de pouvoir répondre par l'affirmative à une telle question. Il ne faut pas cependant que le praticien se laisse arrêter ou décourager par la difficulté, car il lui sera toujours préférable d'avoir à conserver un doute que de tout ignorer.

Je crois qu'il est à la rigueur possible d'arriver à diagnostiquer la nature d'une lésion hépatique latente, par l'étude et le groupement des symptômes prédominants et que, par exemple, chez un hépatique:

La prédominance des troubles digestifs, de la maigreur, de la pâleur des téguments, sur les troubles circulatoires et sensitifs, pourra faire supposer la stéatose;

Que la prédominance inverse des troubles circulatoires (développement des veines sous-cutanées abdominales, hémorrhoïdes, épistaxis) sur les troubles digestifs et autres, plaidera en faveur de la cirrhose;

Que la prédominance des phénomènes de pesanteur, de gêne dans l'hypochondre droit, surtout si l'étude des commémoratifs révèle l'existence antérieure de douleurs abdominales, fera pencher vers la périhépatite; etc.

Dans ces cas cependant, de tels diagnostics devraient être donnés sous toutes réserves; ni la stéatose, ni la cirrhose, ni la périhépatite ne sauraient être affirmées; mais, je le répète, il vaudrait encore mieux faire un diagnostic approximatif que de n'en pas faire du tout.

L'amylose ne se traduit pas par des symptômes assez évidents pour permettre d'en établir nettement le diagnostic, il faut procéder par exclusion.

Quant aux maladies néoplasiques et secondaires, je les passe sous silence, car leur influence sur la marche des traumatismes est encore trop peu connue.

3º *Sur deux éléments importants du diagnostic des maladies hépatiques latentes.*

Une source de diagnostic extrêmement précieuse, à laquelle il est indispensable de puiser largement dans les cas de maladies latentes du foie, c'est l'étude des changements qui surviennent dans la composition chimique des urines. La présence de l'albumine, ou du sucre, la quantité plus ou moins grande d'urée, d'acide urique ou de produits similaires, doivent être recherchées avec le plus grand soin, toutes les fois qu'une lésion hépatique sera soupçonnée, car le foie est un organe désassimilateur par excellence et que les produits de désassimilation se trouvent constamment dans le liquide éliminé par les reins.

C'est donc dans ce liquide qu'il faut chercher les preuves palpables du fonctionnement anormal du foie et par conséquent les preuves de ses altérations.

Mais de ce que les renseignements fournis par l'analyse des urines ont une si haute valeur, qu'ils peuvent être considérés dans beaucoup de cas comme une preuve de certitude absolue, il s'en suit qu'il faut avant tout savoir pratiquer cette analyse et la pratiquer avec un soin extrême, afin de *nec errare nec fallere.* Or la chose n'est pas aussi facile qu'elle le paraît au premier abord.

Pour ne pas m'exposer à donner moi-même des indications inexactes sur des procédés d'exploration qui me paraissent appelés à rendre de grands services (1) dans les cas qui nous occupent (2), j'ai prié un de mes amis, qui étudie tout spé-

---

(1) Voir page 70 de cette thèse et consulter le mémoire de M. Brouardel, dont les conclusions sont publiées dans le 5º fascicule des Archives de physiologie qui vient de paraître.

(2) Pendant l'année d'internat que j'ai passée à la Pitié dans le service de mon cher maître le professeur Verneuil, en 1875, j'ai fait beaucoup d'examens d'urine et je dois dire que j'en ai retiré les plus grands secours dans certains cas embarrassants. J'avais d'abord eu l'intention de publier ici les résultats auxquels je suis arrivé, mais je ne le ferai pas, à cause du nombre encore trop restreint de mes observations.

Je sais bien que la statistique ne repose pas exclusivement sur le nombre, mais le nombre doit entrer pour beaucoup en ligne de compte

cialement la chimie biologique, de me résumer les meilleurs préceptes à suivre pour l'analyse des urines. Voici la note qu'il m'a remise.

Note sur quelques procédés d'analyse des urines pathologiques.

Recherche de l'albumine.

La coagulation de l'albumine par la chaleur et l'acide nitrique sont les deux procédés qui donnent les résultats les plus certains. Il est bon de les employer simultanément.

Lorsqu'on veut rechercher l'albumine dans une urine, on doit tout d'abord la filtrer si elle est trouble, ensuite prendre sa réaction au papier de tournesol. Si l'urine est franchement acide on peut immédiatement essayer la coagulation par la chaleur. Le procédé qui consiste à chauffer la portion supérieure du tube rempli d'urine permettra d'apprécier les précipités les plus légers par comparaison avec le liquide resté transparent au-dessous du point chauffé.

Si l'urine est neutre ou alcaline, il faut l'acidifier avant de la soumettre à la chaleur, car dans ce cas, un précipité de phosphates pourrait être pris pour de l'albumine. On peut employer pour rendre l'urine acide l'acide acétique ou l'acide azotique. L'acide acétique doit être ajouté avec beaucoup de précautions jusqu'à ce que l'urine soit franchement acide, mais on doit se garder d'en ajouter un excès, car alors la coagulation n'aurait pas lieu. Si on acidifie avec l'acide azotique, il ne faut pas en mettre trop peu, la coagulation par la chaleur serait également empêchée parce que, selon les uns, l'acide faible donne avec l'albumine un composé soluble (Bence-Jones), selon d'autres, parce que les phosphates sont décomposés par la petite quantité d'acide ajouté et

---

quand la statistique porte sur un sujet encore à l'étude; et c'est le cas actuel. Cependant, je dois signaler deux faits très-intéressants :

1° Dans presque tous les cas d'affections profondes du foie qu'il a observés M. Verneuil a remarqué que les urines des malades laissaient déposer un sédiment rose des plus caractéristiques. Ce sédiment (acide rosacique ?) est formé d'urates alcalins. Son existence dans les urines hépatiques peut s'expliquer aisément, puisque nous savons que l'acide urique est un produit de désassimilation qui prend naissance dans le foie.

2° Chez les malades atteints de maladie du foie, nous avons observé, M. Verneuil et moi des urines noires (mélaniques!), mais nous n'avons pu déterminer s'il y avait un rapport entr'elles et l'affection hépatique. Ces urines contenaient une forte proportion d'urée et une matière colorante qui n'a pas été analysée, à cause de son peu de volume.

que l'acide phosphorique ordinaire libre s'oppose à la coagulation. Lorsqu'on ajoutera de l'acide azotique avant de faire bouillir, il faudra donc en mettre une quantité suffisante, sans en ajouter toutefois un trop grand excès, car l'albumine peut être dissoute ou même décomposée à chaud par l'acide azotique concentré.

Quelques chimistes préfèrent acidifier dans tous les cas avec l'acide azotique pour éviter d'être trompés par le précipité quelquefois abondant de mucus que l'acide acétique produit dans certaines urines.

Une urine chauffée peut quelquefois donner un précipité sans contenir la moindre trace d'albumine. Dans ce cas, l'urine est neutre ou alcaline et l'addition d'un acide fera disparaître le précipité qui était dû aux phosphates.

La coagulation de l'albumine au moyen de l'acide nitrique est facile à apprécier même pour de faibles quantités d'albumine au moyen du procédé de Heller qui consiste à faire couler le long des parois d'un verre rempli d'urine de l'acide azotique ; celui-ci va se rassembler au fond du verre, et une couche albumineuse apparaît à la zône de séparation des deux liquides.

Quand on ajoute de l'acide azotique à une urine, il ne faut en mettre ni trop ni trop peu pour les raisons que nous avons données précédemment. Quelquefois l'addition de l'acide azotique amène un trouble, bien que l'urine ne soit pas albumineuse. Ceci se rencontre dans les urines riches en urée ou en urates. L'acide azotique ajouté dans les premières, donne un précipité d'azotate d'urée bien moins soluble que l'urée elle-même ; mais l'apparence cristalline du précipité et le temps qu'il met à se former rendent l'erreur impossible. Dans le cas d'urines riches en urates, l'acide les décompose, et il se précipite de l'acide urique en cristaux si petits, qu'ils ne pourront être reconnus que par le microscope ; mais dans tous les cas, leur solubilité à chaud indiquera leur nature. Ces urines donnent fréquemment par retroidissement un abondant dépôt rougeâtre d'urates que la chaleur redissout aussitôt.

La double épreuve par la chaleur et l'acide azotique ne permet guère de se tromper dans la recherche de l'albumine. Voici toutefois deux excellentes réactions confirmatives :

1° Une urine albumineuse fortement acidifiée par l'acide acétique laisse déposer toute son albumine lorsqu'on la chauffe après y avoir ajouté son volume d'une solution saturée de sulfate de soude.

2° Une urine albumineuse fortement acidifiée par l'acide acétique donne à chaud un précipité blanc, floconneux, lorsqu'on ajoute quelques gouttes d'une solution de cyanure jaune.

Recherche du sucre.

De toutes les réactions proposées pour reconnaître le sucre, aucune n'est aussi sensible et ne donne des résultats aussi certains que le réactif cupro-potassique (on doit préférer cependant un réactif préparé avec de la soude ; il se conserve mieux, et son titre varie très-peu, même au bout d'un temps assez long). Avant d'essayer l'urine, on doit s'assurer qu'elle ne contient pas d'albumine et que la liqueur cupro-potassique que l'on va employer ne se réduit pas à l'ébullition. On commencera donc par faire bouillir dans un tube la liqueur cupro-potassique : si elle ne laisse pas déposer d'oxydule de cuivre, on y ajoute quelques centimètres cubes (deux fois plus que de réactif) d'urine, additionnée de quelques gouttes de lessive de soude. S'il y a du sucre, la réduction se fait presque immédiatement sans qu'il soit besoin de chauffer de nouveau, ou si l'on chauffe on ne doit le faire que modérément (80°) sans porter à l'ébullition ; car le caractère du sucre est de réduire immédiatement le réactif cupro-potassique ; on doit dans tous les cas se garder de faire bouillir longtemps l'urine et le réactif, car alors la réduction ne serait pas caractéristique du sucre. Le précipité d'oxydule est jaune, et devient rouge en s'hydratant. Dans les cas où la réduction ne se présente pas avec ces caractères et où il se précipite du bioxyde de cuivre noir, cela peut tenir à une grande quantité de sucre, et alors il faut étendre l'urine, ou bien à la présence de l'albumine, qu'il faudra faire disparaître avant de faire l'essai.

Les autres réactions (avec le sous-nitrate de Bismuth, la potasse, etc.) ne sont pas caractéristiques du sucre.

Dans certains cas, des urines renfermant des quantités notables de sucre ne réduisent pas la liqueur de Fehling, quand on les essaie comme on vient de le dire. Elles réduisent au contraire abondamment quand on les étend de beaucoup d'eau ; comme si l'action des substances qui s'opposaient à la réaction était paralysée par la dilution.

Recherche des pigments biliaires.

La méthode indiquée par Gmelin et modifiée par Brücke est très-sensible.

Elle consiste à faire tomber le long des parois du verre qui renferme l'urine ictérique un mélange à parties égales d'acide azotique pur et d'acide sulfurique. L'urine surnage la couche acide et au point de séparation apparaissent les zones colorées caractéristiques. Il ne faut pas oublier que l'apparition de la teinte verte est la seule caractéristique du pigment biliaire.

Une autre disposition encore plus avantageuse est la suivante:

Dans un tube effilé à sa partie inférieure, on fait tomber quelques gouttes d'acide azotique devenu nitreux par exposition à la lumière. On fait couler l'urine à essayer le long des parois du tube au moyen d'une pipette. Et il se produit au contact du liquide acide, un anneau vert plus haut, plus apparent que par la méthode précédente, et dont la portion inférieure se colore successivement en bleu, rouge, violet et jaune.

Enfin, dans ces derniers temps, M. E. Fleischt (Chem. centr. 1875, 568), a proposé de modifier ainsi la méthode de Brücke. Il fait tomber au fond d'un tube à essai de l'acide sulfurique et par dessus il verse avec précaution l'urine additionnée d'une petite quantité d'une solution concentrée de nitrate de soude. La réaction se produit à la zone de contact ; selon l'auteur, elle est moins passagère qu'avec l'acide nitrique, et les anneaux colorés peuvent être observés pendant plus d'une demi-heure.

Dans les cas où il n'y a que très-peu de pigments biliaires, on agite l'urine dans un tube avec quelques centimètres cubes de chloroforme ; celui-ci dissout les pigments biliaires s'ils existent, et se rassemble au fond du tube où il forme une couche plus ou moins colorée. On décante l'urine qui surnage et on recouvre la solution chloroformique d'acide azotique nitreux et la coloration se montre de haut en bas.

Dans aucun cas il ne faudrait se servir d'une solution alcoolique de pigments, car l'acide azotique et l'alcool seul donnent lieu à la formation d'une série de couleurs semblables grâce à la formation d'acide hypo-azotique.

Si l'urine à essayer contient du sang, on précipite le pigment biliaire au moyen de l'acétate de plomb. Le précipité lavé est décomposé par le carbonate de soude; on filtre, et le liquide filtré est essayé par l'acide nitrique.

Recherche des acides biliaires.

Les acides biliaires ne se rencontrent jamais qu'en très-petite quantité dans les urines; on devra donc toujours opérer sur de grandes quantités d'urine.

La recherche des acides biliaires dans l'urine se fait de la façon suivante, d'après Hoppe :

On précipite l'urine par l'acétate de plomb et un peu d'ammoniaque. Le précipité recueilli, puis lavé, est traité par l'alcool bouillant. On filtre à chaud. Le liquide alcoolique, additionné de quelques gouttes de carbonate de soude, est évaporé. On fait bouillir ce résidu sec avec l'alcool absolu pour dissoudre les sels de soude des acides biliaires. On chasse la plus grande partie de l'alcool par évaporation, et au liquide froid on ajoute son volume d'éther dans un flacon fermé. Au bout de quelque temps, les sels à acides biliaires sont précipités sous une forme gélatineuse et ils adhèrent aux parois du vase. On décante la solution alcoolique éthérée ; on les dissout dans un peu d'eau et on les reconnaît par la réaction de Pettenkofer, ou mieux, par la réaction de Pettenkofer modifiée par Neukomm.

La réaction de Pettenkofer modifiée, doit être faite de la manière suivante :

La solution aqueuse des sels biliaires est évaporée dans une capsule de porcelaine, jusqu'à ce qu'il n'en reste plus que quelques gouttes. On ajoute alors une trace d'une solution de sucre (une goutte d'une solution renfermant 1 de sucre, 4 d'eau) et quelques gouttes d'acide sulfurique étendu de 4 fois son volume d'eau. On évapore doucement au-dessus d'une lampe à alcool, et bientôt apparaît la coloration violet-pourpre caractéristique. L'acide sulfurique doit être bien exempt d'acide sulfureux (Neukomm).

Recherche de la leucine et de la tyrosine.

Le plus souvent, les urines qui contiennent ces substances laissent déposer un sédiment jaunâtre, qui au microscope montre les amas globuleux de tyrosine.

L'albumine se rencontre fréquemment dans les urines en même temps que ces 2 substances ; on commencera par la coaguler par la chaleur. L'urine filtrée sera précipitée par l'acétate de plomb, filtrée de nouveau et débarrassée de l'excès de plomb par un courant d'hydrogène sulfuré. On séparera le sulfure de plomb par le filtre et on évaporera à siccité au bain-marie. Le résidu sec sera traité par l'alcool fort, bouillant, qui dissout la leucine et laisse la tyrosine. Par refroidissement, la leucine se séparera de la solution alcoolique à un état de pureté suffisant pour la reconnaître à ses réactions et à sa forme cristalline.

Le résidu qui contient la tyrosine est traité par l'eau bouillante, elle s'y dissout et se dépose par évaporation. Sa forme cristalline et sa réaction la feront reconnaître.

Forme cristalline de la leucine. — La leucine impure telle qu'elle se sépare quelquefois de l'urine, cristallise en masses granuleuses jaunâtres sous forme de sphères portant des stries concentriques et rappelant les cellules adipeuses sphériques. Pure, elle forme des lamelles ou des écailles incolores.

Réaction caractéristique de la leucine. — Si on évapore avec précaution de la leucine sur une lame de platine avec de l'acide azotique, il reste un résidu incolore presque invisible, qui se dissout à chaud dans un peu de lessive de soude, en donnant un liquide oléagineux qui roule sur la lame de platine sans y adhérer (Scherer).

Forme cristalline de la tyrosine. — Elle se présente, au microscope, sous forme de longues aiguilles brillantes réunies en amas, et formées elles-mêmes d'aiguilles plus petites, groupées en étoile. Elle cristallise souvent en globules dentelés à la périphérie et composés d'aiguilles rayonnées. Ecrasé sur le porte-objet, un globule de ce genre se divise en aiguilles très-fines (Scherer).

Réaction caractéristique de la tyrosine. — Si sur une lame de platine on évapore de la tyrosine avec de l'acide azotique (D=1,2), elle se dissout rapidement et laisse un résidu jaune (azotate de nitro-tyrosine), qui est coloré en brun-rouge foncé par la potasse et l'ammoniaque (Scherer).

Les urines, qui contiennent des dépôts de leucine ou de tyrosine, doivent être examinées à l'état frais, parce que ces substances disparaissent par putréfaction.

Dosage de l'urée. — Dans des recherches précises, aux procédés dits cliniques, on devra préférer les procédés de laboratoire, tels que ceux de Liebig, de Millon, ou même celui de Gréhant. Mais, pour des travaux suivis, celui de Liebig a le grand avantage de ne pas exiger d'appareils compliqués. De plus, s'il ne donne pas la quantité absolue d'urée, il fournit toujours des nombres comparables entre eux. Dans son application, il faut suivre scrupuleusement les instructions données par Liebig dans son *Mémoire* et reproduites dans l'excellent traité de Neubaüer.

Nous allons ici en donner le principe.

Lorsqu'on verse une solution d'azotate de bioxyde de mercure dans une solution d'urée, il se forme un précipité blanc d'un composé d'azotate d'urée et d'oxyde de mercure contenant, dans les conditions de l'expérience, un équivalent d'urée pour quatre équivalents d'azotate de mercure. Tant que toute l'urée n'est pas précipitée, du carbonate de soude introduit dans la liqueur ne donnera pas le précipité jaune caractéristique du mercure, qui apparaîtra aussitôt qu'il y aura de la liqueur mercurique en excès.

Pour saisir le moment où toute l'urée est précipitée, on prend dans un verre de montre une goutte de mélange, sur laquelle on laisse tomber une goutte de solution de carbonate de soude. Si le mélange reste blanc, c'est que toute l'urée n'est pas complètement précipitée. Lorsqu'il se forme une teinte jaune, à la réunion des deux gouttes, c'est que la limite est atteinte ou même un peu dépassée.

Si donc on opère avec une solution dont on connaît la richesse en oxyde de mercure, on pourra conclure d'après le volume employé, la teneur en urée du liquide que l'on essaie.

Quand on applique cette méthode à l'urine, on précipite d'abord l'acide phosphorique et sulfurique, par un mélange d'eau de baryte et de chlorure de baryum. On opère sur 20 centimètres cubes d'urine.

Les premières portions de liqueur mercurique que l'on fait

tomber dans une urine ainsi privée d'acide phosphorique ne pré-
cipitent pas d'urée, mais donnent avec les chlorures du bi-chlo-
rure de mercure. Il faudra donc faire une correction pour les
chlorures.

De même, chaque fois que l'on opère sur une urine dont la richesse en urée diffère notablement de celle de la liqueur d'urée
qui a servi à titrer la solution de mercure, il faut faire une correction.

Parmi les procédés rapides qui peuvent être employés au lit
du malade, on pourra choisir celui d'Yvon, dans lequel on décompose l'urée par l'hypobromite de soude en Az et Co. Le volume
d'Az permet de conclure le poids de l'urée.

Mais comme, avec ce procédé, on n'opère que sur quelques centimètres cubes d'urine, les erreurs sont multipliées un grand
nombre de fois quand on rapporte au litre.

Recherche et dosage de l'acide urique. — Pour déceler l'acide
urique dans une urine, il suffit d'y ajouter quelques gouttes d'un
acide fort et de la laisser au repos dans un endroit frais pendant
24 ou 48 heures. L'acide urique se déposera sous forme de cristaux sur les parois du vase : on le reconnaîtra à sa forme cristalline et à la réaction de la murexide.

Forme cristalline. — Les formes cristallines de l'acide urique
sont très-variées : mais la plus fréquente est celle de tables lisses
rhomboïdales colorées. Par modifications de leurs angles, ces tables se changent en cristaux fusiformes. On rencontre aussi des
tables hexagonales, rectangulaires et des prismes à 4 pans. La
forme dite en tonneau est une des plus ordinaires.

Réaction de la murexide. — Si on traite de l'acide urique par de
l'acide azotique de concentration moyenne, il se dissout avec effer-
vescence ; si on évapore à sec, il reste un résidu rougeâtre qui
humecté après refroidissement avec de l'ammoniaque prend une
belle coloration pourpre. Si au lieu d'ammoniaque, on emploie
une solution de soude ou de potasse, on a une coloration violet
pourpre magnifique. La chaleur fait disparaître la coloration. La
réaction se produit avec des traces d'acide urique.

Pour doser l'acide urique, on mélange dans un gobelet de verre
200 c. c. d'urine et 5 c. c. de HCl, et on abandonne pendant 24
heures dans un endroit frais. Au bout de ce temps, on sépare le
liquide des cristaux qui se sont déposés. Ceux-ci sont recueillis
sur un filtre séché et taré, et lavés jusqu'à ce que l'eau de lavage
ne précipite plus par le nitrate d'argent ; puis on pèse. 30 centimètres cubes d'eau distillée suffisent en général pour un lavage
complet. Quand on n'emploie pas une plus grande quantité d'eau
de lavage, il n'y a pas de correction à faire ; car l'augmentation de
poids dû à la matière colorante est compensée par la perte due à
la solubilité de l'acide urique dans l'eau.

Dosage des chlorures. — Le dosage des chlorures est basé sur la précipitation du chlore au moyen du nitrate d'argent.

Quand on fait tomber une solution de nitrate d'argent dans une solution de chlorures additionnée de chromate neutre de potasse, le chlore est d'abord précipité et la coloration rouge du chromate d'argent n'apparaît qu'après la précipitation de tout le Cl. Si on connaît la richesse de la liqueur d'argent employée, on pourra conclure la quantité de chlore contenu dans le liquide essayé.

On peut opérer directement sur l'urine, mais il vaut mieux calciner d'abord l'urine avec de l'azotate de potasse : la réaction finale est alors beaucoup plus nette. La solution de chlorure doit être neutre, car le chromate d'argent est soluble dans les liquides acides ou alcalins.

Outre ce moyen d'exploration (analyse des urines) déjà employé depuis longtemps, à l'aide duquel le praticien éclaire sa marche dans le diagnostic des maladies du foie, il en est un, d'invention récente, qui paraît appelé à donner d'excellents résultats, si l'expérience arrive à confirmer son exactitude. Il est fondé sur la propriété glycogénique du foie.

Il était à prévoir qu'une altération profonde du parenchyme hépatique, en modifiant les conditions anatomo-physiologiques de la cellule aurait pour effet d'annihiler la fonction glycogénique. D'où il résulte que le sucre, provenant de l'alimentation amylacée, n'étant plus fixé dans le foie sous la forme de glycogène, devra passer sous forme de sucre à travers la glande hépatique et arrivera dans le torrent circulatoire pour en être éliminé, toujours sous forme de sucre, par les reins.

Les prévisions de la physiologie expérimentale ont eu leur réalisation dans le domaine de la clinique. Un médecin distingué des hôpitaux de Lyon, M. Colrat, a eu l'idée que les sujets qui sont atteints de lésions graves du parenchyme hépatique doivent être, sous le rapport des matières sucrées, dans les conditions où se trouve un animal auquel du sucre est injecté dans la veine jugulaire. Il cite, en effet, 3 cas de cirrhose, dont 2 avec autopsie, et 1 cas d'oblitération des voies biliaires dans lesquels le sucre en proportion notable.

apparaissait régulièrement dans les urines pendant.la période de digestion des féculents, reproduisant aussi les conditions de ce que M. Cl. Bernard appelle la *glycosurie alimentaire*, par opposition à la glycosurie résultant de la transformation exagérée du glycose en sucre.

A son tour, M. Lépine (*Gazette médicale*, mars 1876,) s'est récemment attaché à provoquer en quelque sorte expérimentalement ce diabète alimentaire, chez des sujets qu'on soupçonnait d'être affectés d'une lésion grave du parenchyme hépatique. L'expérience — il s'agit d'une expérience clinique — a consisté à faire prendre aux malades de 300 à 500 grammes de sucre de raisin. Dans 3 cas de cirrhose confirmée, le résultat a été de produire, en effet, une glycosurie qui, dans un cas même, s'est prolongé 6 jours après l'ingestion du sucre. On conçoit qu'il y ait là une donnée à utiliser pour le diagnostic. Les maladies abdominales qui n'intéressent pas le foie, ou les altérations du foie qui n'affectent pas gravement le parenchyme, d'une façon diffuse, ne produiront pas le diabète alimentaire. — (Cours de M. Charcot, rédigé et résumé par M. Bourneville, *Progrès médical*, 1876, page 469).

En résumé, analyse minutieuse des urines, glycosurie artificielle, tels sont les deux moyens d'investigation qui doivent être constamment mis en usage pour éclairer le diagnostic des maladies latentes du foie. Grâce à eux, je pense que dans bon nombre de cas, le praticien pourra reconnaître ces maladies chez des sujets dont la santé générale ne semble pas atteinte, et qui ne se doutent même pas qu'ils portent en eux une cause certaine de mort.

Je ne parle pas du diagnostic des maladies aiguës du foie, car elles sont en général assez faciles à reconnaître. Je renvoie du reste aux livres classiques et surtout à deux ouvrages qui m'ont été d'un grand secours dans cette étude : le livre de Frerichs, et l'article Foie du *Dictionnaire de médecine et de chirurgie pratiques*, par M. Jules Simon.

TABLE DES MATIÈRES

VERSAILLES. — IMPRIMERIE CERF ET FILS, 59, RUE DUPLESSIS.